JN203643

精神科医が本音で書いた

子供の心が折れる前に

親に読んでもらいたい本

浅川雅晴

精神科医

Masaharu Asakawa

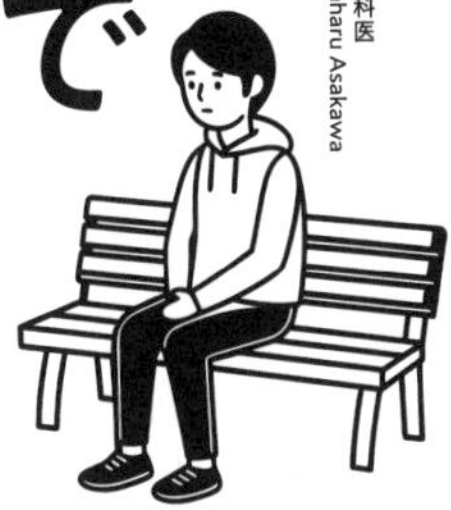

Technostress Syndrome

ロング新書

まえがき

未来を見据《みす》えた対策が求められる時代に入ってきました。

小学生、中学生、高校生の自殺が過去最多「五二七名」になっています。

温暖化による自然災害が脅威になっています。竜巻、豪雨（線状降水帯）、雷、大型台風等が力を強めています。

またロシアとウクライナの戦争で、小麦等の食料品原料が高騰《こうとう》しています。

日本でも災害のたびに、野菜、フルーツ農家は打撃を受け、価格は値上りしまた高齢化により廃業も続いています。

農産物はもとより物価上昇が重なり、近い将来「食糧危機」が迫っています。


今、求められるのが、未来に備えた「想像力、体力、精神力」の強化です。

災害が起きる予報、特に線状降水帯発生のニュースが流れたら、避難所へすぐ

まえがき

逃げられる体力作りを日頃やりましょう。

昭和の時代の人たちは、雨が降ってもたいしたことはない、大丈夫と思い、その結果命を落としてしまうことにもなります。

現在は、今までとは全く異なってきている「温暖化による気象変動災害の時代」という認識を強く持っていれば、守れる命があります。

相次ぐ強盗事件、金銭奪取だけでなく、人をも殺してしまう。そんな、情《なさけ》が薄れた時代に入っています。

自分の子供を、闇《やみ》サイトの罠から守る家庭教育も必要になっています。

子供たちが学校に行きたがらない不登校！

勉強ができないのは、あなたが悪いのではありません！

勉強する前に、勉強は嫌《いや》だと喧嘩する自分がいるだけです。

もし、よかったら、この本を読んでみてくれませんか？

浅川雅晴

目次

3章 中学生に自殺未遂が増えている

4章 薬物と暴力の危険が迫っている

5章 若い人たちを危機から救おう

6章 判断ミスをさせないために

7章 引きこもりにさせないために

8章 自分に自信をつけるために

9章 自殺をさせないために

10章 心を強くするために

11章 若者を犯罪者にしないために

12章 誰の身にも危機が迫っている時代を生き抜く

13章 環境変化に負けずに元気に生きる

1章

「生と死の境目《さかいめ》」はそこにある

時間に余裕を持った行動が危機《きき》を防ぐ

今の人は、スマートフォンを片手に道を歩いている――。今日からはやめて欲しい。生と死の境目を歩いているといっても過言ではない。

道行く人と、肩がぶつかった。相手の人がストレスを日頃溜めていた。肩がぶつかったことで、そのストレスが暴力化してしまい、いきなり殴《なぐ》られる。道端のコンクリートでできた路側帯に頭をぶつけて即死になるケースもある。

生と死の境目は、自分の身近にある世界であると思ってほしい。

家を一歩出て、買物や会社、学校へ行く時は、時間に余裕をもって出かけるようにして下さい。

母親が、子供を自転車に乗せている。信号が青色点滅になっている。

「青だから急げ！」と母親は自転車を走らせる。交差点中央で反対側からバイクがやって来た。ぶつかった。衝撃の強さで親子は、数時間後に亡くなった。

もしも、次の信号が青になるのを待ってる人であったなら、亡くなることはなかった。

生と死の境目は、そういう時間の中にあります。

通学のため急いで駅に向かっている。急いでいるから前だけ見ている。その視野の狭《せま》さが事故や事件と遭遇《そうぐう》することにつながる。時間に余裕があれば、普通に歩くことで、視野は広がり、横から刃物を持った人が近づいて来ていても、急いで周りの大人に知らせることができる。

生と死の境目は、どこで起こるか分からない時代に入っているのです。

家庭内で命を守る対策を教えよう

「家族が食事を共にする時間」を作りましょう。

食事中に「急ぐということは、行動している本人の視野が狭くなる」と教えて下さい。その会話が常にあると、子供も親も急がなくなります。

子供は、視力が良いので、前を向いたとき顔を動かさなくても両手を広げた指先まで見える。一八〇度まで視力があります。

家庭内の会話では、まず父親が両手を広げて見せる。

次に、子供たちが両手を広げてどこまで見えるか実演する。子供の方が父親より広い角度で見える。

子供にとって、親よりも優れている一面を見つけた。勝ったと思う、その体験記憶が、その場でできることにより、一生記憶に残ります。

そうした数々の積み重ねにより、勉強の面白さと共に家族の絆ができ上がっ

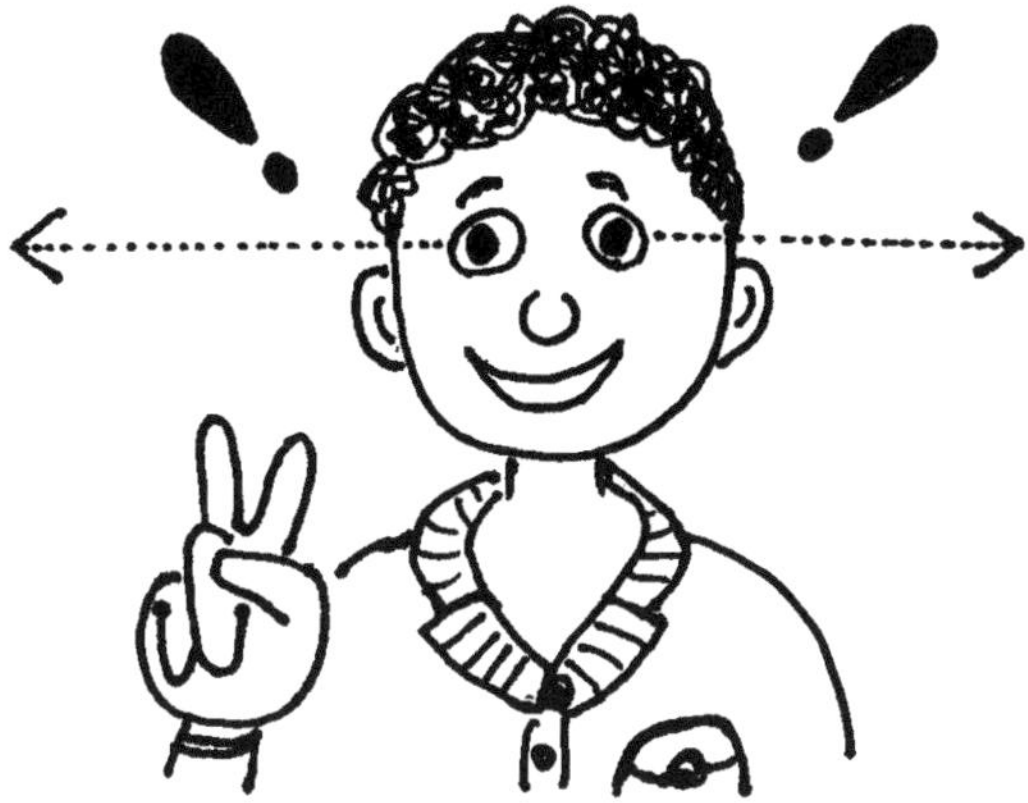

ていきます。

生と死の境目は、「急がない行動」により、「判断ミス」が少なくなる。そのために生き残っていけるという結論となる。

家庭内では、面白く、楽しく、命を守る対策を話して下さい。

そんな時代に突入しているのです。

気候変動の怖さを知らせよう

時を一日〜二日にまたがって、イタリアや台湾の大洪水。ボスニアでは大洪水で街が水に浸かり、死者が多く出ている。世界中で大洪水が起こっています。

昭和の時代では、遠い国の話だったのが、今は、豪雨による大洪水は日本でも起こっています。

気候変動の怖さを教えていると、イザとなった時、子供を災害から身を守れます。

今までは、学校で習う勉強が大切だったが、学校の勉強ができるのは当たり前であり、自分の身を守る教育が新たに加わってきています。

予期しない自然災害が起こっている今、子供たちに教えこまなくてはならない「怖さ」があるのです。

子供は数人で川へ魚を捕《と》りに行きたがる。

「雨がポッン、ポッンと降り出した。その時は、すぐに川から離れなくてはならない」と教える。


川の向こうで降っている雨が二五分間で大量の濁流となって襲ってくる。

ゴムボート、浮き輪があっても駄目です。

濁流の中では、人は呼吸できません。

水の上下のうねりと、渦《うず》を巻く濁流はゴォーゴォーと音を響かせ、悪魔の笑い声を出してくる。頑丈な家でも飲みこまれてしまう。

人が泳いで呼吸できる状態ではない。

一年間で子供たちの水難事故の多くは、川遊びで起こっているのです。

家族が夕食をする時間を、多く作って欲しい。子供の命を守る話をして、子供に何度も教える。その回数の多さが子供の命を守ることになるのです。

本当に大切な課題は、くり返し、くり返し教えて、やっと身につくのです。

命が助かる教育が一番

反対に、悪いことは、一発で覚えられます。

良い知恵を身につけることが何より大切です。成長と共に脳が発達して理解力が速くなっていく。

そこまでは、家庭内で両親が知っていることは、くり返し何でも教えてあげる。

天から授かった子供を、大切に育てるための一番は、命が助かる教育である。

自分の子が災害に巻きこまれたら、親は気が狂うだろう！

そうした想像をすることが、子供の命を守るひとつひとつの行動になっていくのです。

子供のイジメによる「うつ病」は進んでいる

今は、親も子供も向き合うのは、スマートフォンの画面であり、その時間があまりにも長い。

例えば……子供が学校で、イジメられている。子供は、そのことを親に話したいと思っても、話すタイミングが分からない。

親の顔がスマートフォンの画面に釘づけになっている、それで相談するタイミングを失っている現実がある。

そうしているうちにイジメをきっかけに始まる体調不良。

●学校へ行く前に下痢が始まる。

●人によっては、朝起きれない症状が出る。
そこで、親は学校に電話をして、「今日は、体調不良で休ませていただきます」と連絡する。

子供はイジメられる不快感から次の日も休む。

不登校が始まる。

学校を続けられるか？　その岐路に立つ瞬間である。


母親と子供が僕のクリニックに来るのは、先の先となってしまう現実がある。

どうしてそうなるか？

体調不良で大学病院の検査を受けた後、行く所がなくなって僕の所へ来るケースが多いのです。

子供のイジメによる「うつ病」はどんどん進んでおり、学校へ行く努力より、「このまま楽になりたい」と自殺を考えるまでになっている。

僕のやり方では、その子を転校させて、心の苦痛をまず、一つ取り除く。

そして、本格的な治療へ入らせていただく。

中学生なら、少しは理解力がついているので、早く良くなっていく人が多い。

スマートフォンの長時間使用の怖さ

両親がスマートフォンに釘づけになっていなければ、親に心の苦痛を話せたかもしれない。そうすれば「うつ病」に発展しなかったと思われる。

ひとつの参考例を取り上げて分かるように、中学生、高校生の心の病が、急上昇している背景には、親も子もスマートフォンとつき合う時間が増え、人と付き合いをする時間が少なくなっているという現実がある。

そのため、自分がいざ困った時に、助けてもらえる人が見つからない。

独りで悩み、それを抱え日々を過ごす中で、心の病を発生してしまい、学校へ行けず、不登校の子供の数が増えているのです。

毎日テレビのニュースで流れる、今までなかった事件が多いことに驚いています。

背景に、一〇年間スマートフォンを見て育った人たちが会社に入社しても、同僚とうまくつき合っていけない現状があると思います。

彼らは転職そしてまた転職をしていくケースが多く、職が安定しないために、生活苦に追いつめられる。そして危険を感じながらも闇サイトに、応募してしまう。

追いつめられた生活で悪の道を選択してしまうのでしょう。

子供の頃から、画面上で自分の見たいものを選択して、画面と長くつきあう生活で、困った時も、指先一本で、次の仕事を選んでしまうことに馴れすぎた。

その結果、闇サイトに辿りつく人も少なくないのでしょう。

テクノストレス症候群による体調の乱れ

スマートフォンやインターネット等の画面と長くつきあうことをすると、体調を崩す「テクノストレス症候群」という病気になってしまいます。

テクノストレス症候群は、脳疲労により生命を維持している自律神経を乱してしまう。

自律神経が乱れると、朝起きられなくなる。人によっては、症状は異なるが、最も多いのは、体の重さ、ダルさという症状が初期に出てくることです。

学校を卒業して若者が会社に入社するが、全くヤル気が出ない。

それは、そうです。体が朝から重くダルい、強い疲労感に襲われているのだから、ヤル気は出ません。

初期のこの程度から、ある日強い頭痛に襲われる。

横になっても、強い頭痛は止まらない。薬局で、頭痛薬を買って飲んでも強い痛みは収まらない。

脳疲労から自律神経を乱してきている。テクノストレス症候群は、頭痛薬の効きめが悪いのが特徴です。

収まらない頭痛で困り果て、大学病院で検査を受けても、ほとんどの場合、体に異常が見つかりません。

自律神経の乱れは、レントゲンやMRIに写ることなく、検査を通り抜けてしまうため、異常無しの結果が出ます。

強い頭痛に悩まされるテクノストレス症候群は、横になっても寝つくことができません。

頭痛で苦しんでいる間は、パソコンやインターネット等の画面と離れる時間があるので、少しだけ頭痛は収まります。

テクノストレス症候群という病名を知らないで、少し元気になると、またスマートフォンの画面を一日中見る生活に戻る。

そこで、脳疲労が再び起こる。

そしてさらに異なる症状を出してきます。

自律神経が乱れることによって、寝つきが悪くなり、眠れなくなる人は今、どんどん増えています。

2章

スマートフォン・パソコン・テレビゲームによる「テクノストレス症候群」の怖さ

初期段階を見逃がすな

〈初期段階〉

目の奥の重ダルさ、目のかすみ……これらは痛みがないので放置されてしまう。

この段階で、スマートフォン、パソコン、テレビゲーム等を一日に四五分間以内にする。

例えば、三〇分間スマートフォン、一五分間パソコン、インターネットを見る。

三日過ぎても症状が改善しなければ、さらに一日あたりどの機器類に対しても、使用は三〇分以内にしてみましょう。少し改善された場合、自分に適している時間は三〇分と決めて守っていきましょう。

初期段階で、目のトラブルを治す努力をしないと、テクノストレス症候群は、治療が長期間になってしまいます。

初期段階を見のがさないことです。

学童期（小学五〜六年）、中学生の注意点

スマートフォン、パソコン、インターネット、テレビゲーム等、一日に三時間以上使用して過ごすことで、やがて、脳疲労が始まってくる。そしてテクノストレス症候群として発生します。

問題が起こるのが、中学受験、高校受験、大学受験の頃で、とんでもないことが起きてしまいます。

初期段階を見逃がす人が多くいるのが問題なのです。

「初期症状」

●目の奥の重ダルさ
●目のかすみ
●ベッドに入ってもすぐ寝つけない
●朝起きるのが辛い

初期は、体に痛みが出ません。そこで、テクノストレス症候群が放置されやすいのです。

●初期症状は頭がボーッとしてくる
●学校の勉強に集中できなくなる

テクノストレス症候群の治療は、長期間に及びます。

なぜ、長期治療になるのかというと

●画面を見続けた目から、脳を刺激してしまい、脳疲労が起こってくる。脳疲労が起こることで、生命を維持している自律神経の乱れが生じてしまう。
●症状は、個人個人の体の弱い場所を攻撃してくる。

体は勉強で疲れているが、床に入ってもすぐ寝つけない。朝が起きづらい。朝起きても、体がだるく感じる。脳疲労を出してきているのです。体は、常にスッキリ感を失う。ちょっとしたことで、イライラとしてしまう。
●小学五年生、六年生、中学生で多く出る症状として、怒りやすくなることがあげられます。

脳疲労→自律神経の乱れ→頭痛

さらにテクノストレス症候群が進むと

●体に異変を出してくる
●頭痛、下痢、胃痛、めまい、動悸
テクノストレスから来ているのです。
頭痛や下痢は、街の薬局で購入した薬では、効きめが悪いのが特徴です。

そこで、大学病院で検査する。
病院から特に異常はありませんと伝えられる、ほっとする一方で、「この頭痛は、どうしたんだろう？」という不安が始まります。

●脳疲労↓自律神経の乱れ↓頭痛
この流れは脳のレントゲン、ＭＲＩには写りません。
異常がありません。血液検査でも自律神経の乱れは出てきません。

テクノストレスを放置したまま次の段階に入ることで、とんでもないことが起こります。大学生の時、そして会社に入社した頃から異常が生じてくるのです。

大学生、そして社会人になると生じてくる異常

●脱毛症

「イジメ」からや「過剰労働」からくる心の病があります。

円形脱毛もあります。

テクノストレスによる脱毛症は、頭皮全体から髪の毛がパラパラと脱け落ちる。

男性では分かりづらいが、女性は「頭頂部の皮膚が肌色に透けて見える」状態になる。

女性は脱毛症が始まると急に老《ふ》けて見えてしまうので、かわいそうになりま

す。

頭皮脱毛症にならなくても、女性の場合、月経症候群で出たりします。

●月経症候群

月経症候群は、生理の痛みが強く、下腹がパンパンに張ってくる感じで、普通の生理とは異なる痛みと、腰が引き裂かれた感じの痛みがあります。

産婦人科で診察してもらって下さい。

異常が見つからない時は、テクノストレス症候群、自律神経の乱れで生じる、月経症候群を疑ってみて下さい。

画面を見る習慣を一日四五分にしよう

●今まで長時間、画面を見続けるような生活をやめて、一日四五分間に限って画面を見るようにしましょう。

●画面を見ないで散歩をしましょう。

散歩中に遠くの景色を見るようにして、目のピント調節機能を正しく治す心がけをする。

ある程度運動量を増やし、床に入ってすぐ眠れる状態をめざして下さい。

テクノストレスから来ている

●パラパラ脱毛症

●月経症候群

●強い頭痛

これらの症状は、画面をのぞく習慣を短く「一日四五分以内にする」と、睡眠がだんだん深くなっていく。

その努力をして、二〜三週間で効果が出てきます。

●深い睡眠が継続してとれるようになると、自然に自律神経の乱れが治っていきます。

●食事の取り方も大切です。

血液がアルカリ性になるものを食べる。

酸っぱいと思う、オレンジ、リンゴ、野菜、根菜。

大根おろし、玉ネギスライス、サラダ、魚、海草類、小魚など。

血液がアルカリ性になると、体は軽く感じられる。そして深い睡眠ができるようになります。

しかし、眠れないといってビールを飲む。食事を作るのが面倒くさいといって、手頃なラーメン・ギョウザ・ライスにする毎日だと、栄養が炭水化物に片寄ってしまいます。

栄養の片寄りは、血液を酸性にしがちで体が重ダルく感じてしまいます。

その結果、睡眠が浅く、二時間か三時間で起きてトイレに行きたくなったりします。深い睡眠とは、ほど遠くなります。

傷んだ体を治すには、ほど遠い状態になってしまうのです。

さらに進むと一時的記憶喪失になる

パラパラ脱毛症ぐらいならば、大騒ぎすることもないだろうと思う方もいらっしゃるかもしれません。

しかし、そんなに気楽なことは言っていられません。テクノストレス症候群がさらに進むと、とんでもない症状を出してくる。

脳疲労が進むことで一時的記憶喪失になるケースもあります。

例えば、大学を卒業して自動車を買ってもらった。

社会人になれて、親は大喜びである。ところが運転中に、二〜三秒の記憶喪失が起こる。

その二〜三秒でガードレールに突き当たる。

または、他人の車にぶつかることもあります。

テクノストレスによる一時的記憶喪失は、最初は二〜三秒で起こりやすい。

そのため、運転していない時や、電車通勤であれば、乗り過ごしても、気のせいと勝手に思ってしまいます。

自分に一時的記憶喪失が起こっていると気がつかないことが怖いのです。


時が流れ、恋人ができた。そして、結婚の運びとなった。

毎日が幸せだったのに、気がつかなかった一時的記憶喪失が二人の幸せを引き裂くイタヅラをする。

一時的記憶喪失が二〜三秒ではなく、長くなってくる。

会社の帰りに通勤で使っている電車に乗った。

いつもの下車する駅を通過してしまい、はるか遠くの終点駅で駅員さんに叩き起こされた。
妻に電話して、終点駅だと伝えた。
その日は、何とか無事に終わった。

日々が重なるにつれ、頻繁にそうしたことが起こっていく。本人は、電車で眠っていると、思いこんでいる。時には、高額なタクシー料金で帰宅する。妻に「眠っていて遠くまで行ってしまった」と説明するが、たび重なることで、夫は浮気をしていると思うようになった。そんな妻を説得できず、疑いをはらせず夫婦仲がこじれていった。

人がやっと幸せを見つけ出した時に、奇妙な病が発生するのです。

子供に「危険」をしっかり教えよう

本来人は、おたがいに話す、笑う、考えることで行動するようになっていた。そういう普通の生活がこの一五年余りで、機器が生活に入り込んできたことで変化してきた。その結果、分からないことは、指先一本で検索をする生活に馴れてしまっている。

まず、考えて行動する冷静さが失われてしまっている。怒りでいっぱいの感情の人が街中に大勢いる。自分がそうした人に、いつぶつかるか分からない。恐いけれど、それが今の日本です。

顔見知りではない人に、明日殴られるかもしれないのに、歩きながらスマートフォンを覗きながら歩いています。

子供たちが中学、高校、大学に進む日々では、機器の使用を少しでも控えてほしいのです。

手の平に入る機器、スマートフォンで見知らぬ男性と連絡をとる。
17歳の女子高生が殺される事件が起きています。

家庭教育で教える毎日を心がけましょう。

面識がない異性とスマートフォンで会話を始める。
四～五回も話をすると、精神がまだ未熟な中学生、高校生は異性に馴れていないので、その異性を、ずっと前から知っていたという錯覚におちいる弱点がある。その弱点を狙って誘い出す。
知らない人と初めて会う時は、親と一緒でないと出かけてはいけない！

「殺される危険がある」

と何度も教えて欲しいのです。

子供は、親の注意をうるさがる。でも、うるさく言って注意してほしいのです。

夜道は、助けてもらえる大通りを通るように教え込んでほしい。

裏通りを制服でカバンを持って歩いていて車にひきずり込まれたらどうする。

子供と危険な場面を想定して、家庭教育で教えてほしいのです。

顔を見て、しっかり会話をすることで、子供は、知らないあいだにコミュニケーションが取れる。

そして人と人とのバランスが取れていくようになります。

家庭内で子供と話す時に、テレビのニュースで「怖い強盗事件」が流れている。「あなただったら、どうやって身を守るの？」と聞いてみて下さい。
子供が何を考えているか？
答えてくる内容で、子供の知恵の育ち方のレベルが分かります。

3章

中学生に自殺未遂が増えている

原因は家庭環境の悪さが八〇％

中学生で、「自殺未遂」の患者さんが、ここ二年〜三年で増えています。まだ子供の中学一年〜三年生で自殺未遂をするというような考えは、どこから来ているのでしょうか？

家庭環境の悪さが八〇％であると言っても過言ではありません。

ひとつの例として、両親が突然離婚になった。その時子供は、どちらと暮らせば良いかと悩みます。

祖父母の家に行くようになることが多くある。子供は両親と離ればなれになった心の淋しさでいっぱいになります。

学校では、転校生になり、すぐ友達ができない。

不安な環境要因で、頭の中は雑念でいっぱいになる。

学校での勉強の話が耳の横を素通りしてしまい、成績がガタ落ちになった。

自分は、「どうなるのだろう」と思い悩むが、話をする相手が見つからない。

自分の居場所が見つからない。

それらの悩みが重なると「生きていても良いことがない」と即決してしまう。


さらに小学五年〜六年から中学生に自殺未遂が増えています。

自分の居場所が見つからないことが、三カ月から六カ月にわたり続くと、子供は知らないうちに「うつ病」に患ってしまう。

人生の未経験者である「小学五年〜六年、中学生」は、即決してしまう特徴があります。


母親が、手首を切った中学生をクリニックへ連れて来ます。それは、長期に渡って家庭内での問題が原因となっているケースが九〇％です。

家庭内で、母親が父親の暴力に耐える姿を見てきている子供もいます。

母親を助けてあげたいが、助けにいって、父親に殴《なぐ》られた経験もあり、母親を助けられない。

小学五年生の男の子は、自分の無能力さを悔やむ日々の中で両親は離婚となった。

さまざまな家庭環境がある中で、弱者の子供さんの心が引き裂かれているのです。

自分の居場所を見失うことで結論を出してしまう

そうした状況の中で、転校してイジメに合う。

子供は、自分の居場所を見失う。

「生きていても仕方ない」

という結論を出してしまう。

両親が仲良く暮らしている中で、子供の自殺未遂は、ほとんどありません。
両親が仲良く暮らす家庭には、会話が多くあります。
子供が学校でイジメに合っていれば、辛い感情を家で話しやすくなります。
自殺未遂にはならないといえます。

子供が家で話しやすい環境作りとは、親が仲良く、子供と親が兄弟や、友達のような関係でいる。そして心の目線で話せるようになったら、きっと良い関係になれるから、まっすぐ将来の夢を育《はぐく》んでいけるでしょう。

ベビーカーに赤ちゃんを乗せてスマートフォンをのぞいている母親

子供の自殺未遂の数が増えている背景には、一五年前までは少なかった生活の変化があると思われます。

スマートフォンの登場により、画面にかじりつく大人の姿があります。
若い母親がベビーカーを前にして、道端でスマートフォンをのぞいている。
もしも、うしろから精神異常者がナイフを持って来たらどうなる!!
母親が刺し殺されたら赤ちゃんは、「どうなる!!」
そうした日常生活での想像力が欠落しつつある。

バッグをひったくられただけなら、金銭を失っただけであきらめられますが、
……命を失ったら、あきらめることはできません。

しかし、今は子育てをする中で、多くの親たちがスマートフォンをのぞいているのです。

赤ちゃんの時から話しかけをする子育てをしましょう

「赤ちゃんだから、しゃべらなくてもよい」と思っているのでしょうか。

赤ちゃんの時から、顔を見て話す時間が多い環境で育つと、子供は、多くの言葉を早くしゃべれるようになります。

四歳児で保育園に行ったとしましょう。

保育園で、「こんな痛いことをされた」としゃべってくれる。

四歳児でもカタコトのしゃべりしかできない子供が増えています。もしも、自分の子供が保育園で「イタズラ」をされたらどうする、とお母さんに問いたい！

言葉が成立していない園児だから、「イタズラ」しても分からないだろうと思って「イタズラ」することもある。

テレビで報道されるような悪いことをしている人は、それが一度ではない。何度も悪事を働くことで、ストレス解消しているケースが多い。

赤ちゃんの時から、話しかけをする子育てをしましょう。言語の発達は、脳の発達と平行して成長すると思って下さい。

兄弟や、ペットのいる家庭で育つと、赤ちゃんは早くからしゃべれるようになります。

聴覚で拾うさまざまな音、大きな音で驚いたり、心が安らぐような風になびく「風鈴の音」で眠くなるようになっているのです。

脳を刺激して、赤ちゃんが幼児になっていく、その過程で、母親が話す言葉がとても重要で子供の知能発達と大きく関係してきます。

それが、一五年前と今では育児が変化してきています。

親がスマートフォンを見ている間の不注意で……

皆さんで考えて欲しいのです。

ベビーカーを押しながら、スマートフォンの画面をのぞく人は、家の中でもスマートフォンをのぞいています。

食事や離乳食を作る間もスマートフォンらしき画面をのぞいて、作り方を習っている。別に悪いことではないでしょう。

しかし、毎日の癖は、やがてとんでもないことで表れます。

親が常に画面を見ている姿を見て育つ乳幼児は八カ月、十カ月で動きが激しくなります。

親が二秒目を離した隙《すき》に、ハイハイして、テーブルの熱い飲みものをこぼす。乳幼児がひどいヤケドをする。

ヒフが薄いため、場所によっては、大人になってもヤケド跡が残ります。

ストーブの熱い湧《わ》き上がったお湯が足の指にかかってしまったら……。足の指が上下にひきつれを残してしまう。

大人になっても足の指は、上下バラバラになってしまう。

小学校入学と共に、周りからのイジメにより、笑われてしまうかもしれない。

本人は、周りの子供と自分との違いにコンプレックスを抱くように成長していきます。

そのコンプレックスが拡大して、思春期になると、毎日親を責めるようになる。

子供は親を責め抜き、欲しいものは、力ずくで買わせるようになる。「買わないと殺す」と言って、親を脅《おど》す。

世の中で言う「家庭内暴力」が、精神的暴力で行われるのです。

警察に救助を頼んでも、「精神的不満」から来ている家庭内暴力は、一度では決して収まることはありません。

親を殺すか、親に殺されるか、相手がこの世から消えるまで収まりません。

親が不注意で起こした「火傷、切り傷」は、子供の心に大きな傷跡を残してしまうのです。

毎日のように、歩きながらスマートフォンを見る悪い癖は、今日からやめましょう。

事故が起きる前に、悪い癖を直すことで人生が豊かになります。

買い物をする安いお店の検索は、家で赤ちゃんが眠っている時にしましょう。

親から受けた虐待や怪我は成長と共に恨みが大きくなる

精神科医をやっていると、あり得ない事件を見てしまうことがあります。

何も親を殺すまで恨むことはないと、他人は思うのですが、子供が受けた虐待や怪我は子供の成長と共に、拡大して親への恨みが強くなる傾向があります。

親にしてみれば、「赤ちゃんだから分からない」と思って親の勝手をする。

ところが、赤ちゃん、幼児は言葉が成立していないから、不安を取り除くために、親のすることを穴があくほど見ている。

ハイハイができて、立つことができるようになると、パパがゴミ箱にいろいろな物を捨てる仕草を見ている。

テレビのリモコンが無い。

ママと二人で大騒ぎして探す。どこにもない。

二人は不思議だと思うけれど、探す場所も分からないまま、スイッチがつかないテレビの前でお茶を飲んでいた。

足元にあるゴミ箱の中にリモコンが捨ててあったのです。

一歳児、二歳児は、特に親のしている真似《まね》をして成長の知恵をつけていくのです。

赤ちゃんだから分からないだろうという考えはやめて、しっかりと赤ちゃんと向き合って下さい。

今は、親も子供（小学生）もお互いにスマートフォンの画面を見ている。その分、親子の会話が減ってきている。そこが、数年で「大きなマイナス」として表れるのです。

4章

薬物と暴力の危険が迫っている

アメリカでは中学生、高校生が麻薬中毒死している

日本では、若者がスマートフォンの闇《やみ》サイトによって強盗をしている。そして中学生、高校生の年齢の女の子が性被害を受けている。

アメリカでは、中学生、高校生の若者が麻薬中毒死しています。その数は、一〇〇〇人、二〇〇〇人ではない。何万人にも及んでいる。

モルヒネ薬物の数十倍に匹敵する強い薬物が、安く手に入る状況が起こっています。

スポーツで筋肉痛になる。

「この薬で痛みが取れるよ」という誘いに乗ってしまう。

そして、気分が落ちこんでいる時に効《き》くといった誘いで、「一粒」渡される。

危険と知らされず、渡されて飲んで亡くなる。

こうした薬物死亡者が増えています。

大きな壁に、亡くなった若者の写真が埋めこまれている。

亡くなった若者たちの親そして兄弟が追悼《ついとう》の講演を行いました。

口ぐちに話す言葉の中で、「今も亡くなった現状を受け止められない」という胸の痛みと苦しみを訴えていました。


これはアメリカの話ではあるが、ストレス社会の背景は、日本も同じであると思いました。

イライラが取れる薬だと言われて、たった「一粒」渡された。その一粒を飲んで死に至る。一粒だと危険だと思わない。そこに、大きな落とし穴があるのです。

スポーツの筋肉痛が取れる、などの言葉で、一粒飲んで亡くなる。

危険を感じさせない薬物が大流行しています。

遠く離れたアメリカで起こっていることは、身近に迫る危険でもあります。

小さな一粒で命を失ったらどうする

インターネット、スマートフォンなどを通じて世界は身近になっている。

大切な子供たちを守るためには、家庭内で薬物の怖さを教えてあげる必要があります。

小さな一粒で命を失ったらどうする。人ごとではない、恐ろしさがあります。

中学生、高校生になると、短期留学があるかもしれません。親元を離れて海外に行く。

大人になった気持ちと、開放感が入り混じる。

そんな時に、クラスの顔見知りの人から「一粒の薬物」を渡されるかもしれません。ホームシックや不安が取れると言われて渡されるかもしれません。

留学を考えておられるご本人に申し上げたい！

薬は病院でもらう薬しか飲んではいけません。

日本人の体に対して、アメリカの痛み止めの薬は、少し強いと思います。

風邪薬であっても、日本人の体にとって、ふらふらする感じが出ることもあります。

飲み慣れた日本製の薬を持参なさるようにして下さい。

友達ができたら一緒に出かけることもあるでしょう。

電話をして、相手の家を訪ねるが約束されていない場合、不審者と見なされて、困る事件となる恐れがあります。

留学前には、アメリカや他の国のマナーを学んで出かけないと、ひどい目に合います。

子供の成長に合わせて、話し、教える注意が必要です。

留学を考えているならば、学んでから出かけよう

家庭内で親子の会話を増やして欲しい。日本の常識と行き先の国の常識とは違います。その点について学んでから出かけて欲しいです。

今は、日本のスポーツ選手たちがあらゆる国で活躍していますが、若い人たちには円滑に能力を発揮してもらいたいと思います。

しかし、どんなに能力的にスター選手であっても、その国の常識と外れた振る舞いをしてしまうと、スキャンダルになります。

スター選手の道を止められてしまう危険性があります。

危険な一歩の第一が薬物使用です。

「このくらいは良いだろう」と思う「このくらい」に危険が仕掛けられているのです。

その認識を新たに強く持って留学して下さい。

エイズ感染予防を教え込む外国家庭

思春期は、異性に興味が出るのは当たり前だが、軽率に異性に近づくことで、問題が起こってくる。

特に、思春期の子供たちは、異性に興味しんしんになっています。

外国では、プライバシーに立ち入る注意はしないという常識がありますが、プライベート時間で起こる問題が浮き彫りになることもあります。

思春期に、抑え切れない異性への興味を、自分なりにコントロールできる能力がないと、一流の人の仲間入りができません。

外国では、エイズを教育の課題に取り上げたりします。中学生、高校生になると、多くの家庭で、異性と性的に交わる時には、妊娠しないように、避妊具を持ち歩かせるといわれています。そしてエイズ感染の予防を教えこんでいます。そういう家庭は少なくありません。

●エイズに感染してしまうと、自分がいつ死ぬか予測できません。
●現在は、それなりの薬は出ているが、完治するには難しさがある病気のひとつです。
●エイズは、唾液《だえき》でも感染してしまうのです。

もちろん、体液感染が多いのですが傷口からも感染してしまいます。

子供が一生の危機に遭遇しないよう、充分な注意をしましょう。

異性問題で事故と事件に巻き込まれる中学生・高校生

思春期になるにつれて、女性は、月経が始まります。表面的には体の変化、胸の膨らみ、ウエストのくびれなどが表れます。女性ホルモン分泌が活発になるのです。

男性は、声変わり、口ヒゲが伸びる。男性ホルモンの分泌が活発になり精子の排出が始まってきます。

女性ホルモン、男性ホルモンの活発化により感情にも変化が起こってきます。

感情変化が起こると、どんなことになるかというと

●女の子であれば、父親を気持ち悪いと表現したりする。
●男子生徒が近づくと気持ち悪いと言って走り去っていく。
●その反面、男子女子共に、異性への興味を持つようになる。

●感情変化が起こることで、相手を傷つけてしまう。
そういう中学生のトラブルが多くなる。
●ホルモン分泌が強くなると、今までは冷静に行動をとれていたのに、それが冷静ではなくなり、行動が先に出る。
例えば、心の中であの人気持ち悪いと思ったら、言葉となって「気持ち悪い」「キモい」と言ってしまう。

出してしまった言葉は、ひっこめられない。

そこで、相手が殴《なぐ》ってくる。

中学生から高校生にかけて、事故と事件に巻きこまれやすくなります。
●女性ホルモン、男性ホルモンが盛んに血液中に流れ出す時期に多くのトラブルが起こってしまうのです。
●感情のコントロールができなくなります。

感情コントロールがどうしてできなくなるのか?

ゴリラも人間も他の動物も同じ動物です。

雌《めす》のゴリラを見つけた雄《おす》ゴリラは、ボクと一緒になって欲しいと「ヤシの実」を差し出す。そして仲の良いカップルになろうとしている時に、遠くから別の雄ゴリラがやって来る。

先におつきあいをしようとしていたゴリラは、命がけで新しく来たゴリラを追い払いにかかる。戦い抜いて、勝った方が雌ゴリラと一緒になることが多い。絶対とは言えませんが、人間以外の動物は、体臭で好き嫌いを選ぶことが多いから、絶対に強い方が雌ゴリラとおつきあいできる訳ではありません。

人も、思春期に入ると、ゴリラと同じように感情的になり、そこで問題が起こるのです。

男性ホルモン、女性ホルモンが盛んになると、異性に興味を持つ原理を、家庭内で教えてあげることで、子供の「ドキドキ感」がどこから来ているのか分かります。

知らないより、知っていた方が冷静な行動に変われます。

見知らぬ人とスマートフォンで約束して、殺される時代

今は、スマートフォン時代であります。見知らぬ人と、約束して待ち合わせる。女子高生が乱暴されたあげく金を奪われて、殺される事件も起こっています。殺した相手も殺された女子高生も、ただ異性に興味を持ち始めたばかりであり、感情コントロールが欠落している点で、起きてしまう事件です。

日本の家庭内で性教育ができていれば、救える命があります。

5章

若い人たちを危機から救おう

二七歳にして老眼が続出！

一日に四時間平均でスマートフォンやパソコンの画面をのぞく。それが今の生活習慣になっています。

一日に七時間も画面と向き合う人も多くいます。

テクノストレス症候群が生み出す脳疲労、眼の疲労が重なり合って、若い人の「老眼」が続出しています。

二〇代の「老化現象」は、目の次に身体に現れます。

身体の繊細な所とはどこでしょう？

身体の奥の目に見えない所とは？

若者の精子の数が減少している

結婚して子供が欲しいと思う。でも、子供がつくれない状況が待ち受けています。

テクノストレス、脳疲労が何年も続いたまま成長した身体は、精子の数が圧倒的に減少してしまう恐れがあります。

●昭和時代後半は、ポケベル、そしてケイタイ電話になっていった。脳疲労が多くなかった時は、精子の数が一回の排出量三億五千万から四億とされていました。

●画面をのぞく生活が始まって、十数年が過ぎた今、精子の数が二億七千万に減っている人が多くなった。

受精するには三億以上必要。そうでないと受精率が減ってしまうのです。

ストレス社会である今は、学校や会社でもストレスを受けることが多く、人との接触に弱くなってきている。また結婚する人も少なくなっている傾向が出ている。

人間関係で悩み、転職ブームになっています。
●社会生活のストレスと機器類によるストレスが重なり合って、精子の数が減っているのです。

髪の毛が抜け落ちる

テクノストレス症候群のひとつである頭の脱毛が出ている。

女性でも、男性でも顔の額縁《がくぶち》とされる髪の毛が抜け落ちる。同じ顔が老人顔に変化する。

脱毛症は冗談《じょうだん》ではなく、人の悩みを生み出すコンプレックスへとつながってくるのです。

一日に四時間～七時間スマートフォンをのぞくことによって、脳疲労となってしまう。そして脳疲労を起こした体は、床についてもなかなか睡眠がとれません。

本当ならば、深い睡眠中に脳から排出される良いホルモン「セロトニン」の分泌により疲れた体の細胞が修復されます。

深い睡眠のみが、痛んだ体を治せるのです。

しかし脳疲労が原因で、深い睡眠がとれなければ、体の繊細な所を直撃してきます。人によっては、髪の毛だけでなく、アトピー性皮膚炎を発症することもあるのです。

私たちの体を維持している自律神経の乱れは、脱毛症を発生させる。そのため多くのストレスにより、以前よりも脱毛症が増えています。

「シャンプーのたびに、こんなに髪が抜けていいのか？」と不安を抱く時は、脱毛症の危機が迫っているかもしれません。専門医を受診して早く治療しましょう。

一時的記憶喪失が起こる

今から五年前に「スマートフォン、インターネット、テレビゲーム」の使用時間を短くして欲しいと警告しました。

「一日の使用時間を四五分から六〇分」までにしましょうと申し上げました。

その頃は、目のかすみ程度の症状と不眠でした。

しかし機器類などの使用時間が一日に「四時間から七時間」に及ぶと、さらなる「危機《きき》」が待ち受けています。

脳疲労の積み重ねにより、突然、「一時的記憶喪失が二秒～三秒」短い時間で発生します。

二秒～三秒の体のふらつきに対して人は、気のせいだと思いたがります。

今のことは無かったことにしたいのです。

しかし、もしも

●あなたが車の運転中だったら他人の車に衝突する

●あなたの車は横断歩道に突っこむ！

●あなたの車は店やガードレールに突っこむ！

二秒～三秒気を失う状態が起こる一時的記憶喪失について真剣に考えてみて下さい。

四年～五年前に、テクノストレス症候群について、警鐘《けいしょう》を鳴らしてきました。

今では、若者たちの老眼、そして脱毛症、アトピー性皮膚炎、そして一時的記憶喪失にまで及んでいます。

AIに頼る日常生活と仕事にどう対処すればよいか

これから先は、ＡＩが生活にどんどん入ってきます。

ＡＩに頼る日常生活と仕事になる。自分で物事を考えなくなる。

近い未来は、ＡＩが人を支配する。

人の雇用が今よりも少なくなる。

「働く場所が限られる」そのことが大きな問題になる。

ＡＩをどこまで人間社会で生かしていくかがテーマになってきます。

警鐘を鳴らして三年、これらは四年先に起こる社会問題と考えられます。

便利なＡＩ。僕のような横着《おうちゃく》な人間にとってはありがたい機器の進化ですが、
医療もカルテが電子化される。
働く人たちが会社で削《けず》りとられていく。
機器の進化は人の体と心を病気にさせてきています。

収入をどう維持するか、これから先を考えておく必要があります。
機器類の進化が今は、人の体と心に悪影響を及ぼしている。
次に来るのが働く場所で起こる雇用問題です。
「お金、収入を手に入れる場所が限られてくる」ということです。

自分の能力が試される時代に入ってきたのです。

何でもチャレンジして精神力を養う時代

その中で、どうすればいいのか。

まずは機器に頼りすぎないことです！

自分でやれることは、何でもチャレンジしていく精神力を養う時代になってきたのです。


自分でヤレることなど無いと言っているが、あなたが祖先から受け継がれた遺伝子をもって誕生したこと自体が奇跡なのです。

「何もできない」と言ってしまえば、祖先の人たちを馬鹿にしていることになります。

「何もできない」と思っているのは、ヤリタクない気持ちが言わせているのです。

心を穏やかに過ごす日々の中で必ずやりたいことが浮かびあがってきます。

あなたには無限の可能性が眠っている

新しい自分の誕生こそ遺伝子の力なのです。祖先の方がやり残した思いをあなたへ伝えてきているのです。

できないのでなく、ヤリタクないだけの自分と話し合う素晴らしい時間は、ＡＩ技術をもってきても答えは出せない。

人の命の素晴らしさは、決められた時間の中で自分をどのように生かすかで決まります。

今は何もできないと思っているかもしれませんが、この世にあなたが誕生した奇跡がある限り、無限の可能性が眠っているのです。

スマートフォンやインターネットの画面をのぞくのを、今日から「一日四五分～六〇分」までにしてみて下さい。

あなたの無限の可能性が引き出されてきます。

6章

判断ミスをさせないために

ほんの少し先を読めたら刑務所行きにはならなかった

スマートフォンの無い時代は、人と人とが話す、笑う、怒る、考えや夢を相手に語《かた》る。そういう時間が流れていました。

人と接するということは、相手に嫌われない常識をもつこと。人を思う気持ちをもつことです。

そこで「考える判断力」が強く養われていました。今、その判断力の低下が出てきています。

自分勝手な物をインターネットなどで買い、満足感にひたる。買物が癖になる悪い習慣がついている。

高額請求がくる。一度は、親の助けで解決する。

そのうち、再び買物をする。

そこには、日常の不満がたまっていて、ストレス解消を買物でしてしまうという状況があります。

結果、高額請求書がくるたび、追いつめられてしまうのです。

指先一本で検索できる事態が招いている判断能力の低下。

ほんの少しだけ先の先を読めたなら、刑務所行きにはならないはずです。

便利という悪習慣は↓また新たに便利という危険となり、人を退化させていく。トラブルが次に出てくると、便利検索を使い↓辿りつくのが「大口闇サイト」である。

○・五ミリの差である判断ミスで命をなくす

●良い習慣づけは、毎日の面倒くさい練習で身につけられます。
便利生活。指先一本で注文、配達ができる。生活時間の短縮で、自由を楽しんでいる。

自由時間で、趣味（園芸、スポーツ、手芸……）をしているなら、便利生活は良いことです。

しかし学業、スポーツをそっちのけで、四時間～七時間もスマートフォンの使用に一日の時間をあてる。そんな生活を続けることで、精神力の衰えが近づいてしまいます。

●精神力の衰えは、直接判断能力の低下になる。

生活で、判断能力が衰えるとどうなるのか。

スマートフォン片手に「踏切に入る」。渡りきれると判断した。しかし電車と接触する事故。

買物をした。その時に、払えると思っていた来月の家賃が払えなくなる大学生もいる。

危ないアルバイトに手を染める事態も起こる。

自分の命と一生を台無しにする可能性が出る判断ミスが起こる。

今、スマートフォンをやりだして五年〜六年の中学生、高校生の人たちがいるとする。このまま続けて七年〜八年になると、脳疲労により、中枢神経に乱れが生じます。


その結果、〇・五秒の差である判断ミスが生じる。

バイクで交差点を渡りきるつもりが、横から来た車に引っかけられる。亡くなる事故は、一秒の半分、「〇・五秒」で起きてしまう。

スピードが出ている車は、頭で考えているよりも、速く接近してくる。

どうか、小、中、高、大学生の方は、機器類との向き合い方を一日四五分間〜六〇分間までと決めて欲しいのです。

今、判断ミスが起こる瀬戸際《せとぎわ》に立たされているのです。

運動能力の低下で跳び箱が跳べない

判断ミスと平行して、

●運動能力の低下が起こる。一日に四時間〜七時間座るか、立ったままの状態で画面をのぞいている。

●走る機能の衰えが出ている。筋肉が薄く、老化現象が発生している。跳《と》び箱を跳ぶには、腕で支える力、走ってふんばる力、ける力として腕の筋肉と、足の筋肉が必要です。

その筋肉低下が招く、跳び箱が跳べない学生が増えています。

分かりやすく跳び箱で運動能力の低下を説明しましたが、他方面でも、能力低下が今後くると考えられます。

時間をかけて美しい恋を育てていく人になってほしい

若者たちは今、ギリギリの危ない所で生活しています。
昭和の若者たちは、野山を走り、山に登り、元気に暮らしていた。
ポケットベルが発売された時は、目を丸くして見ていた時代だった。
その頃、恋愛して好きだった相手を想うことが幸せだった。
今の時代は、恋愛もしないで、成人になる人が増えている。
だから、婚活パーティーで相手と突然結びつき、結婚詐欺《さぎ》にあったりする。

恋愛は数年かけて、相手を知っていく。その時間の長さで、相手を想いやる気持ちが育っていく。
しかし今は、他人とすぐに恋愛する。また新しい恋愛をする。なかなか一人の人と続かない。

なぜなら、時間をかけて相手を想いやる心の成長がその人にできていないからである。

美しい恋を育てていく人になって欲しい。

一人でも、多くの方が幸せを育《はぐ》くんで欲しいのです。

気がついた時に注意できる親でいて下さい

今日からは、スマートフォンを握るのをやめて、美味しいホットケーキを焼いて下さい。

新しい一日で、今日できるハンバーガー作りをする。

新しい一日を積み重ねると、自分がなりたい自分に近づく幸せがあります。

小さな幸せは、やがて人を楽しませる経験になってくれる。

自信を持った人生の歩き方ができます。
スマートフォン、インターネットで一足飛《いっそくと》びに夢を叶えたいと思う気持ちが、若者たちを危険にさせることのないように、ご両親は、気がついた時に注意できる親でいて下さい。

若い命を皆で守っていく社会でありたいのです!!

7章

引きこもりにさせないために

人酔いが不登校のきっかけに

中学生、高校生に多く気分障害が起こっています。

学校までは行けるけれど、症状が起こるのは、大勢人が居るクラスに入った一五分位あとから吐き気をもよおす。「人酔い」による気分障害が起こってきます。

そのため午前中で帰宅させてもらう。

学校から駅に向かっているうちに、だんだんと普段の自分にもどってくる。

●「人酔い」が週に二、三回起きる。
●学校に行くことに恐怖が生まれてくる。
●そして「人酔い」が不登校のきっかけになっている。
●高校受験を控えている。そのこともあり、勉強の遅れで悩んで眠れなくなる症状が出てきている。

●今は気分障害は発生していなくても、受験当日起きるという人が出てくることが懸念される。

なぜ、このような症状を出してきているのでしょうか？

小学生の時から、独り遊びの時間で育つ傾向が長時間続く。

ＴＶゲーム、スマートフォン等の使用により、自分を中心とした時間では、人と合わせるバランスが取れなくなってくる。

友達ができても、人に合わせてかけ引きをすることに強い緊張があり、友達と遊ぶと疲れてしまう。

人に対して負担を感じるようになる。

数少ない友達に誘われても、「塾があるのでごめんなさい」と断わるようになる。

人酔いを改善させるには多くの体験をして自信をつけること

人酔いから不登校、そして引きこもりにならないためには

●家庭内で体験記憶をつけていく

例えば、親とマーケットに行き、人が大勢いる所で、自分が作れるホットケーキの材料を買う練習をする。

①ホットケーキを焼く

②メープルシロップか蜂蜜《はちみつ》か

どちらが自分の好物なのか？　自分を知る体験をする

③ホットケーキが上手に作れるようになった体験を書いておく

自分ができる体験の数を増やしていくように毎日の暮らしの中で、練習を続ける。日々の積み重ねによって、スマホやゲームなど独り遊びの時間が少なく

なる。

二〜三年でかなり改善していく。

心の病は、どのケースを見ても、時間をかけて発生させています。そのために、治すのにも時間がかかります。

しかし、中学生、高校生の年齢で、人酔い症状を発生させても焦《あせ》ることはありません。

社会人に成長するまでに、多くの体験をして自信をつけていくことで治せます。

自分が何者だと言い切れる軸《じく》ができれば、人前で発表できる

今まで家の手伝いもしない。小学校と塾ぐらいで生きてきた。体験をしていない子供に、人酔いが多く出ている傾向があります。

目的は、「自分はこれができる」というゆるぎない自信をつけることですから、次のできることを探していくことができる。

できる数が増えるにつれて、自分が「何者」だと言い切れる、人としての軸が固まります。

そうなると、人前に出て得意とすることの発表ができるようになります。

今、テレビなどで活躍なさっておられる方でも、人に言えない挫折の日々があったと話すのを聞いたことが何ケースもあります。その挫折をバネにして現在活躍できていると思います。

人に見られる仕事は、精神的プレッシャーという重圧がありますが、それに耐えられるのは、過去の辛い体験があって、それを乗り越えたからこそ、強い人間が作り上げられたのでしょう。

今、辛くても、成功する人に与えられた課題と思って乗り切りましょう。

社会人になって食べていかれる人になればいい

優秀でなくてもいい。

社会人になって、食べていける人になれば、本人も家族である両親も、幸せに暮らせます。

新しい心の病、人酔いを取り上げている理由は中学生、高校生に「心の病」である「うつ病」や「人酔い」を発生させると、人を寄せつけない独りで閉じこもりになる人が多いからです。

ご両親は、子供の世話をして老いていく。

老いていく親は先々を不安に思う。

閉じこもる二〇歳代の子に「いいかげんに働け」と言う。外へ出られない子にとって、外へ出て働くことは、恐怖なのです。

外に出られない子供のすごいストレス

日頃から溜めに溜めたストレスを親に向けて出す。殴り合いの喧嘩になると、親はふっ飛んで柱で頭を打って、死んでしまうこともある。

親を殺すつもりがなくても、結果として、親が亡くなると、子供は一生苦しい立場で過ごすことになる。なぜ、親が亡くなるまでの大喧嘩になるのか？

引きこもり生活になった子供は、数カ月間そして長ければ長いほど、内側にこもった「ストレスエネルギー」を溜めてしまう。

そのストレスエネルギーの威力は、普通の人の力の三倍から五倍の力がある。大人二人を軽々、持ち上げて投げてしまう力になる。

私が医師になりたての頃、大学病院の関連病院で勤務が決まった。

入院患者さんが沢山いました。

その中で、一人の重症患者さんは、ストレスが溜まってくると真夜中に暴れるのです。呼び出されて病室に入ろうと試みました。

当時、ナース二人と私とで患者さんを取り押さえようとするのですが、患者さんのストレスエネルギーの威力は、想像もできないくらい強かった。私は突き飛ばされて、眼鏡を壊してしまい、二時間かけて自宅に帰る車の中で、テープをぐるぐる巻いて眼鏡の応急処置をしました。

そんな痛くて情けない気持ちを、一度ではなく何度も味わいました。

「ナースに怪我がなくて良かった」と心をなだめた日々が何度もありました。

人がストレスを溜めて暴れる怖さは、凶器のハンマーみたいなところがあります。

医師の修業中は、ただただ怖い経験が多かった。

そこでの教訓が無かったら、ストレスエネルギーの威力を知ることはなかったでしょう。

今になってみれば、全てが懐かしい日々に変わりましたが、当時の精神的に弱かった自分は、病院勤務を辞めて早く楽になりたいとまで考えていました。

引きこもりさせないために、子供のことをもっと知る親になろう

誰でも、挫折しそうな時があるでしょう。

挫折しそうな時に、歯を食いしばって嵐が去るのを待つ。人は待っている間に忍耐力がついて少しだけ成長できる気がします。


辛い現場に立ってみて思う。

不登校から引きこもりにさせたくない思いが強くあります。

子供の頃からスマートフォンをのぞかせないで下さい。

自分の子が「何が好きで！　何が嫌いか！」
「何が得意で、できるのか？」知る親になりましょう。

親子の会話作りで、子供の考える力をつけて下さい

今の日本で暮らす人たちは、「おにぎり」を簡単に手にすることができます。

同じ人間でも、ナイジェリアの人たちは、食べるものがない！

飢餓《きが》に苦しんでいます。

弱者の妊婦と子供たちは、食料がないために飢え死にしています。

ロシア、ウクライナの戦争で亡くなった人たちよりも、はるかに多い人数の人がナイジェリアでは死んでいっています。

日本の子供たちは、食べられることが当たり前と思って暮らしています。

「ありがたい！」と思うことが欠落しています。

アメリカと日本との戦争が終わりました。

日本の終戦の後の姿とナイジェリアの子供たちとの姿が重なります。

日本の、親が亡くなった戦争孤児たちは、雨風を橋の下で凌《しの》いできました。


日本が高度成長した今、食料があるのが当たり前と思ったらいけません！

世界各地で争いが収まっていません。

ウクライナの人たちが戦争で小麦を作れる状況でありません。

ロシア、ウクライナの戦争が始まってから、小麦やその他の食品の値上がりが止まらない。

そこへプラスして、日本でも自然災害により、野菜の収穫ができなくなって来ています。


地球温暖化が人の暮らしを苦しめる。

災害で家が壊れる。修復しても次の災害が家を押し流す。
農家さんは、野菜作りどころではなくなる。
自分の暮しで、いっぱい、いっぱいになる。食料品の値上げは続くことになります。

この先、さあ！　どうする！　親子の会話作りで、子供が考える力をつけてあげて下さい。

今、自分は何でもできることに感謝の気持ちが持てれば

スマートフォンで検索すれば、すぐ答が出ると思うでしょうが……ここから先、そうはいかないかもしれません。
災害が多くなると、頼りにしているスマートフォン、パソコンは使えなくな

ります。

家も学校も水びたしになる。

便利な社会になるにつれ、温暖化は進んでいきます。

考えられない雨の降り方が起こっている。

身の危険を感じる雷も、その一つであります。


家庭の中で、日頃の話題が豊富にあれば、考える力を身につけて、守れる命があります。


普通の生活の中で、「面倒くさい」「嫌だなぁ〜」と思うことがあります。

例えば、歯みがきを毎日丁寧にする。

そんな時に、飢餓での暮らしの中で、歯みがき粉などない難民キャンプの人たちを思い出して下さい。

日本で学校へ行ける。歯みがきも朝、昼、晩、自由にできる。

何でもできることに、ありがたいという感謝の気持ちを持つ。それは物を大切にしていく気持ちにもつながっています。

今、生きる力を身につけなくては、この先に予測も不可能な災害が待ち受けていると思います。

当たり前にできている今の暮らしは、温暖化により、いつまで続けられるか分かりません。

今できることは、スマートフォンで検索するのではなく、未来になりたい自分を自分で考え、近づく努力だと思います。

8章

自分に自信をつけるために

自分は勉強ができないとあきらめてしまう

不登校、そして閉じこもりの根底にあるのが、自分は勉強ができない、何をやってもダメだと思い込んでしまう、諦《あきら》めが一つの大きな原因になってもいます。

諦めは、やがて勉強ができないというコンプレックスを生み出してしまう。学校へ行っても、人を避けたがる行動をしてしまう。友達ができないから、面白くない。

学校へ行っても仕方がないと思い始め、不登校になっていくことにつながります。

短期記憶では半日で記憶は消えてしまいます

勉強をする時、まるで、チラシ広告を見ているように、教科書を目で見て朗読していませんか。

試験日を目前に教科書のパラパラ読みをする。

本人は、勉強しているつもりでいます。

試験日を控えて焦って勉強をするが、ほとんどの場合、短期記憶を使っています。たぶん六時間、八時間ではっきりした記憶はなくなるはずです。

そこで起こることは、勉強したのに、試験結果は、三五点でした……。

そうした勉強をしていくにつれて、自分は勉強してもできないんだ！　となります。

努力をしているが、試験日になると、頭が混乱する。

何が何だか分からないうちに三五点の結果になる。

一度なら良いが、毎回三五点ぐらいだと自己診断して自分は頭が悪いと思い込んでしまいます。

自分に限界を決めてしまいます。

自己診断した体験が、脳に焼きついてしまうことで起こる脳の閉鎖。教科書を開けるだけで頭がボーッとしてしまう。「心」が、そして「気分」が乗ってこない。脳の閉鎖症状が発生してしまいます。

短期記憶を使って、試験勉強に挑んでいることを本人は知らない。その原因があって、脳の閉鎖症状が発生してしまうのです。

人によっては、教科書を開いて五分後には、眠気症状に襲われてしまう。「まあいいや！　明日勉強しよう！」と独り言を言って眠ってしまう。

本来できる人でも、覚えられない勉強の仕方をしていることが多いのです。頭の悪い人は少ないのです。

自己診断により、「自分は勉強ができない」「自分はスポーツができない」と脳を閉鎖に追い込んでいます。

勉強は、試験前だけにやるものではないのです。毎日決めた量を、くりかえし読んで、書いて、覚える作業をしていくと良いのです。

一生の財産として保存できる長期記憶を使いましょう

記憶には「長期記憶」と「短期記憶」があります。その他にも「エピソード記憶」や「体験記憶」がありますが、ここでは「長期記憶」と「短期記憶」を中心に取り上げています。

㈠長期記憶

毎回くり返し覚えていく中で、一生忘れない記憶ができ上がっていきます。

毎日練習することで、速く記憶できるようになります。

㈡短期記憶

その場で、覚えたつもりが、半日で薄く消えていく。

「確かに、この漢字は、昨日探したよなァー」と思う。情景は覚えているが、探した漢字は覚えていない。

短期記憶は、時間と共に消えていきます。

スマートフォン、インターネットで検索したことは多くが短期記憶で、時間が経つにつれて、消えていきます。検索したらノートに書いて覚えていきましょう。

「漢字、英語のスペル」など、覚えておきたいことは毎日くり返して覚える長期記憶で覚えて下さい。

長期記憶で覚えたことは、一生の財産として保存されます。

強い自分の面積を拡大させよう

誰でも、「弱い自分」と「怠け者の自分」がいます。

その弱い自分が、とんでもない「そそのかし方」をする。

「勉強してもできない」「やっても駄目だ」と、そそのかされてしまう。

弱い自分ができてしまいます。

そそのかした弱い自分は、うまくいったと腹をかかえて笑っている。今度試験日が近づいたら、もっとひどいそそのかし方をやってみようと企てる。

努力してもできないのだから、勉強をしているふりをして遊びに行こう。試験日は、早く学校から帰れるから自転車で行こう。

遊びに行くのには、時間が沢山あって、最高だ！　とそそのかしてくる。

不良になる一歩になっていく。

誰でも、強い自分の面積は少ないかも知れません。

毎日積み重ねて、コツコツ勉強していける強い自分の面積を拡大させると、自然に強い自分が存在してきます。

自分が嫌いだと思う教科を一番先にするようにしましょう。

弱いそそのかし屋が、しゃしゃり出てくる。その前に、苦手と思う科目の勉強に取り組みましょう。

半年、一年後に苦手ではなくなっていきます。

少しずつ苦手な科目に向かいあっている目が馴れて理解力がついてくるのです。

自信が出てくると顔つきと歩き方がきれいになる

長期記憶は、一生の財産になります。そのためには、毎日、毎日、嫌だと思う教科書と向き合うこと。

そうしていくうちに、自分の強い面積が増えていきます。

人は、多くの知識を得ることで、感情に変化が生じます。

「自信がつく」と行動にも変化が起こるのです。


自信が出てくると、顔つきと歩き方がきれいになるのです。

歩き方：以前の姿は前屈姿勢。自信がついて来ると、人の姿は未来を見すえた姿になり、背筋の伸びたきれいなかたちになります。
どうして、そうなるかというと、人は、未来の目標が出来ると、夢をかなえ

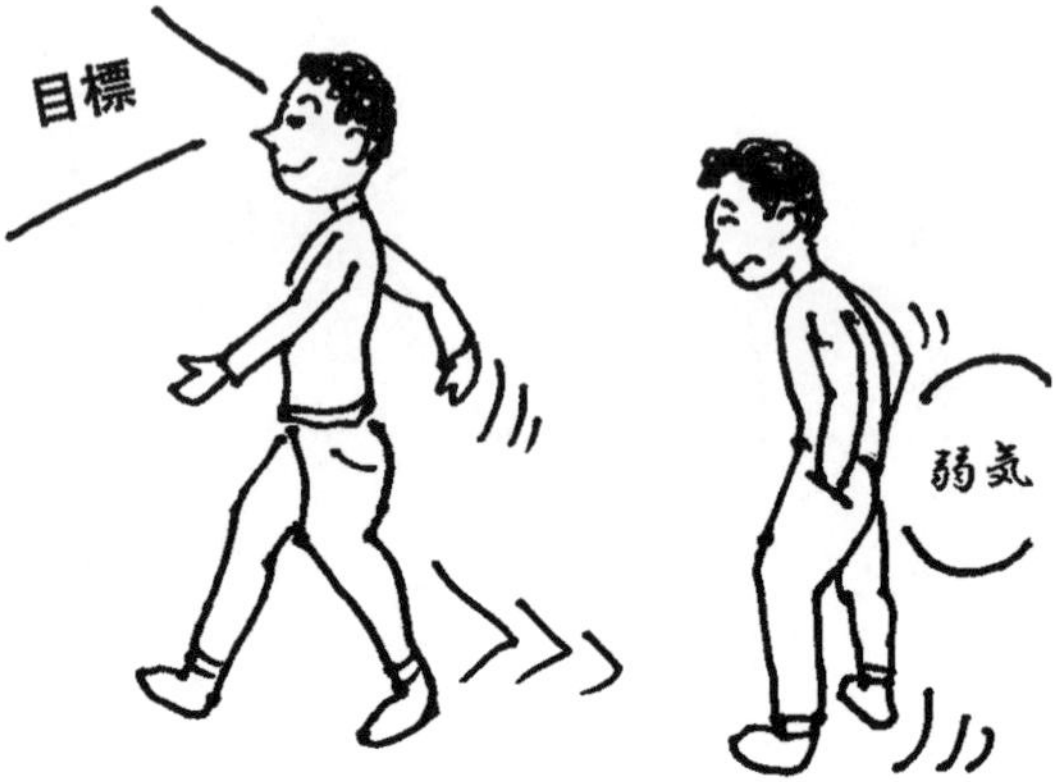

たいと思う感情変化が起きます。
未来の目標に向かって、急ぐ気持ちが走るがごとくの姿勢を長時間するようになり、背筋が伸びてくるのです。
顔と姿勢の筋肉は、大脳と大きく関係しているのです。

風邪をひいたりして、病気にかかる。弱気になった体は、はつらつとしていない。
野菜がしおれたのと同じに、しんなりしてしまいます。

努力して勉強をしているかどうかは、

親や先生には分かります！

「この頃、あの子ハツラツとして来たね!!」

「剣道を始めたらしい」

それがその子にとって、はまるものだった。

それで、休むことなく、通っている。

人の気持ちは、必ず表面に出るものなのです。


美男、美女を作りあげる力は、大脳に隠《かく》されています。

「もう駄目だ」「努力しても無駄だ」と思う気持ちは、誰にでも苦手なことに対してはあります。

人には隠れた能力が潜んでいる

自分を分析する力を身につけると、苦手であることが、毎日のくり返しの中で、才能に変わることだってあります。

多くのスポーツ選手は、自己分析能力が高い。

自分の短所と自分の長所とを知りつくして、練習する。

並はずれた能力は、自己分析力で生まれるのです。

さらに人には、隠れた能力が潜んでいます。

それは遺伝子の記憶です。

●教えていないのに、人より速く走れる

●教えていないのに、兄弟の世話が上手

家庭で料理を手伝ってもらう。

家族で動物園や遊園地に行く。

子供が楽しく行動している、その中で、特にはまっている、集中してやりたがる、そんなところを見逃さないで下さい。

集中して図鑑を見ている。

隠れた遺伝子が表に飛び出してくることがあります。

それは祖父が大好きだったことであったりします。

隠れた遺伝子が表に飛び出してくるのは、食べものでも表れたりします。

祖父が「うなぎ」好きだったりすると、一度「うなぎ」を食べさせると、「お父さん、またこの店に来ようね！　僕、うなぎ大好き！」と言って喜ぶ。

そんなことで隠れた遺伝子が表れてきます。

子供の自信につながる才能を見つけよう

子供の行動を観察している中で、上手にできることがあります。
それを伸ばしてあげる親になりましょう。
ひとつでも良い隠れた才能を探してあげる。
子供が自信をもつ、その内容ができる。
そしてさらに他のことにも挑戦するようになれます。

子供のコンプレックスをなくすようにするには、その子に自信がもてる中身ができていくことにあるのです。
当たり前ではありますが、機器化が進む中で育った子は、皆、同じでないとイジメられると思って育っている傾向にあり、個性的な特長が欠落してきているのです。

中学生、高校生になった時に、何もできない子供たちが増えすぎています。

当然です。スマートフォン、インターネットで自分の都合の良いことだけ検索して画面を相手に笑っている。人が人と目を合わせ、話をする数が少なくなっています。

それはそうです！　教室に入ると、「気分障害の一つである人酔い」が起こるのも無理な話ではないかも知れません。

子供さんの隠れた才能を探して伸ばしてあげることで、個性豊かな子供になり、自信を持った強い大人になってくれます。

脳の閉鎖を解く

「僕はできる」

「私はできる」

毎日「スポーツをする」「親のお手伝い」をする、その時に「自分はできる」などと心の中で言い続け、そして机に向かう。

脳は、そうか！　できるのか！　と言って、緊張を解いていく。


スポーツ選手を見て分かるように、最初はできない。

ゴールにボールを入れることも、くり返しネットに向かってボールを蹴る。

脳の中で、ネットの中に入れるイメージ（想像）を強くする。

ボールはネットに入る。

勉強ができないと思っていると、「勉強ができるようになる」というイメージ（想像）はまったくできていない。

勉強ができるようになる訳がありません。

人には、想像力を強く持つことで、体が想像力についていけるようになっています。

夢を持つ強さによって、体が引っぱられる。

考える力と行動する力が一体化する瞬間ができる。すると「脳の閉鎖が解かれる」のです。

今まで不可能だったことが可能になっていく

目標通りに、「勉強やスポーツ」ができる。

その瞬間に、人は浮き上がった高揚感に包まれます。
その瞬間に、「ゾーン」に入ります。
今まで不可能だったことが、可能になる。

「できる」という瞬間とのめぐり会いがある。
人に誉められるよりも、はるかに嬉しい出会いである。
それによって、自信がつくことが始まります。

スポーツ選手たちは、できない壁を、いつも乗り越えているから、苦しい練習が続けられるのでしょう。
立ちはだかる壁を乗り越えられた喜びを体験している人たちだから、もう一度、目の前の壁を乗り越えたくなるのでしょう。

「できる」のに「できない」と思ってしまわないうちに

精神力の強さは、自分自身の心と向き合っている日々で生まれるのです。


なぜ、こんな話をするのか?

それは、「自分はできない」と決めてしまっている若者が多いからです。

自分で自分の限界を決めてしまうことで、一生を小さな社会の一角で生きてしまうことになりかねません。

例えば、自分の限界を決めてしまうと、「もうできない!」から次の転職、そしてまた転職することになる。

人間関係がうまくいかないことで、また、転職をする。そのくり返しで「心の病」「うつ病」を発生させ、眠れなくなっている。床に着いても眠れない。日々の体調不良が出てしまっています。

中学生から三五歳くらいまでは、夢を叶える努力ができる時期です。

人生の内容が濃くなる時期に、体調不良を起こしてしまうと「できるのに！」「できなくなってしまう!!」。

「心のつまずき」が起こってしまう。

それが、「自分で自分との限界の壁を作ってしまっている」。

それが残念なのです。


今は、スマートフォン、インターネット時代。

便利です。苦労を避けて通る時代になっている。

その結果「精神面の弱さ」が浮き彫りになってきています。

若い頃からメンタルの病気にかかり始めている。

親が老化していく時、支えてあげられない。

その怖さを感じているから、こんなに長く、この話をしてしまいました。

9章

自殺をさせないために

記憶力の発達が進む時期に、「エピソード記憶」をたくさん作らせて下さい

二〇二四年一〇月発表、「小学生、中学生、高校生の自殺者過去最高五二七名」にまでなってしまった。

スマートフォンと自殺は全く関係ないと思うかも知れないが、実は大きく関係している。

その理由として、小学生四年、五年、六年生で記憶力の発達が急に進む。そして六年生から中学一年生で、大脳が大人の重量と同じにまで成長してくる。

学童期四年生〜六年生を中心に、「友達作り、学習体験、そして、学校内のエピソード記憶作り」が一生の土台となる。人としての基盤《きばん》ができる。

両親の手伝いを、塾に行くのと同じように、させて欲しい。そういう家庭教育をお願いしています。なぜなら、親と買物に行く。料理を手伝う中で、物語「エピソード記憶」が一生の記憶として残るからです。

一生の記憶に残る土台ができ上がります

父親と魚屋さんに行った時、カツオを買った。

産地は、西日本辺りと教えてもらった。

こんど、魚釣りに行く約束をして「あゆ釣り」に行くことになった。

茨城県那珂川の清流に決まった。電車に乗る前に、買ったのが高級弁当だ。

父が言うには、「山と河の近くは、コンビニがないかもしれない」「だから高級弁当でないと重いのに持っていく価値がない」ということだ。

小学五年生だった僕は、電車に乗って田舎の風景を目に焼きつけた。初めて見る景色にドキドキした。
川を探し、乗りかえた電車。
父と長く話をした時間によって絆が生まれた。
あゆ、そう、あゆは釣れなかった。

田舎のソバ屋さんで、「あゆのカンロ煮」を食べた。一日の出来事であるが、一生の記憶に残る土台がひとつできた。

親子の会話量が増えると「即答自殺」にはつながらない

思春期に入ると、「体の変化、心の変化」「初恋」「受験」と悩みが拡大する。
体験した出来事に対して、うまく立ち向かえない。
それはそうだ!!

スマートフォンを握りしめて育っているので体験学習が少ない中・高校生は、悩みを吐き出すことのできる親も、友達も、恋人もいない。

悩みの溜め込み方が大きすぎる。

自分が「うつ病」にかかっていることを知りません。


溜め込んだ悩みで、「うつ病」を発生させていることを知りません。


日頃の悩みに、もうひとつ異性の悩みが増す‼

相手に「おつき合いして欲しい」と勇気を出して伝える。

相手は「受験を控えているので、おつき合いできない」と返事する。「NO」の答に対して、今の若者たちは、「これから先、生きていても仕方がない」と答を出してしまう。


スマートフォンでは、指先一本で検索して答がすぐ出る。日々馴れ過ぎていることの悪い習慣がある。

そんな習慣に従って、即答の身の振り方をする。突然の自殺。

かつてイジメにあって自殺した子供は、不満生活の理由として、遺書を残していました。

しかし今は、遺書を残す時間さえない。

「即答自殺」が出ている。

それは、機器類の中で育っていると、相手が機器なので、遺書はいらない世界で生きている。


親子で旅行などはしなくてもよい!!

隣りの駅で、美味しい安い店を探して食べる、という味覚体験をするだけでよい。

親子の会話量が増えると即答自殺にはならないのです。

親は周りで子供の応援団になると良い

日々の生活で、親も子供に、今の家庭の経済事情を話す勇気をもつことも必要です。

子供は、「そうか！　早く働いて、親を楽にさせたい」。

相手を思う気持ちが育ってくる。

「早く親を楽にさせなければ！」

と思う子供は、どんなに辛い状況でも死を選びません。

費用のかかる旅行をしなくても、毎日に目的のある生活を楽しく送った方がよい。

思春期は「体と心と勉強」で大変であるが、夢を見ていける最大のエネルギーが詰まっています。

周りで親は良い応援団になるとよい。

親が旗を持って、応援団を演じる。

子供は、口では「馬鹿みたい、やめて！」と言うが、心の中では、うちの親は馬鹿だから、自分がしっかりしないといけないという自覚が育つのです。

親も人であり情けない面もあることを伝えよう

大切なのは、生活の中での親子同士の関係である。

立派すぎる親を見せつけると、子供は親を重圧に感じてしまう。体力ができる中、高校生になると重圧感に耐えられなくなる。そこで突然家庭内暴力を発生させる。親が怖がると、自分の方が強いと、子供は思い込んでしまう。

思春期の親殺しは、こうして起こる。

親も人であり、情けない面があることを隠さないこと。日々の辛さ「職場でイジメられた」などを日常会話の中で伝えることで、親子の絆が深くなる。

親は、職場で辛い思いをして、給料をもらっている。子供は「何とかしなくては！」とアルバイトを夏休みにしてくれたりする。そんな親を思う子供は、自殺しません。

警察に僕を迎えに来て何度も頭を下げた外科医だった父

僕の大失敗ばかりの体験談。

小学四年生の時。「ただいま」と言って病院の玄関を開ける。待ち合い室の椅子に座った男性と目が合った。

その男性の手先から腕にかけて、タオルが巻いてあり、そのタオルから血がしたたり落ちていた。

僕はランドセルを待ち合い室のカウンターに置いて、外へ出た。

毎日のように、指がちぎれかかっているというような人を見ていたが、今日はすごい血だった！

見たくなくて外に出た。

玄関先においてあった往診に使う父の自転車で、駄菓子屋へ行くつもりだった。体の小さな僕には、大きな自転車の横から足を通してペダルを踏む「三角乗り」がやっとだった。

そんな格好で走っていた僕を見て、不審に思った警察官が、交番から飛び出して来た。

僕に向かってひと言、「それは、盗難自転車だ！」と言った。

そして交番の中に連れて行かれた。

親に電話をした警察官と二人で、二時間も交番にいることになった。

真赤な顔をして、額《ひたい》から汗を流した父がやってきた。外科医の父が「手術が長引きまして、申し訳ありませんでした」と深々と頭を何度も下げていた。

謝り続け、白色の紙に謝罪文を書いていた。

怒るかわりに「帰ろうか」と僕の手を握った

今までの父は、威厳が強く怖い人だった。

その姿しか見ていませんでした。

頭を下げる父の姿を見て、意味もなく「父に申し分けないことをした」と心の中で思っていた。

父は怒る言葉のかわりに、「帰ろうか」と言って僕の手を握った。

あの日が、父と手をつなぐのが初めてだったという記憶がある。

あの日から物事を行う時は、両親の顔を浮かべて、叱られないか！　と考えて行動するようになった。

もしあの日、父に怒られまくっていたら、僕は、グレていたと思う。親と子の関係が、子供の一生を左右すると思った。

僕の大失敗は、大事な思い出としてずっと胸の奥にしまっておきたかった。

その家庭に合った子供の愛し方を本気で考えてほしい

でも今は、そんなことを言っている場合ではない。

中、高校生の増え続ける自殺を、いかに止めるか、本気で考えなくてはならない。

自殺を止めるには、日頃の親子関係のかけ引きが、重要なポイントになる。

家庭環境の見直しは、親と子が心から話せる信頼関係の構築にある。

子供が本当に困った時、心を話せるように「毎日、ハグを一〇秒」して欲しい。

言葉で「愛している」と子供に伝える。

何も言わないで、「いってらっしゃい」と抱きしめる一〇秒で、親と子の関係は近くなる。

信頼関係が生まれてくる。

その家庭にあった愛し方を、本気で考えて欲しいと思います。

四億分の一を勝ち抜いてこの世に生まれた命の奇跡を考えよう

世の中には、どうしようもない難病を抱えている人たちも多くいます。

今日、生きてこられたことに感謝して、一日、一日を生き抜いている。
「親子の会話」として自分の命は、祖先から受け継がれてきたことを話そう。
三億五千万分の一か四億分の一の可能性で生まれたその奇跡である。
なぜなら「精子の数が三億五千万から四億程度」あり、その一つが受精卵になる。
その一個が自分である。そんな奇跡と神秘から、この世に誕生している。
命が無限の夢を叶えていく訳は、「命に奇跡と神秘が含まれている」からです！

この世に生まれたあなたは、四億分の一を勝ち抜いている。生きているだけで素晴らしいのです。

子供が追いつめられたら「心の病」にかかっているから苦しいんだと教えよう

子供が、いつか難問にぶつかって、自殺を考えるまでに追い詰められた時は、「あなたが悪いのではない」と話してみて下さい。

追い詰められると、大人でも子供でも、「心の病」を発生させてしまう。専門医に早く受診して、楽になる対策を、会話の中で教えて欲しい。子供（中・高校生）が、自分が心の病にかかっていることを知らず、自殺に踏み込んでしまっているときは、「心の病」にかかっているから、苦しいんだと教えて欲しい。

この一五年間で、ＡＩ機器の使用時間が増えている。

スマートフォン、テレビゲーム、インターネットの使用により脳疲労が「心の病」を生み出していく。

今では、スマートフォンの使用年数が七年間〜一四年間に渡る小学生、中学生、高校生が多くなっています。


長期間に渡る脳疲労が、心の病を複合症状に変えてきている。

突然、嫌なことから逃れたいと直接行動を生み出している。

日々の習慣から自殺という直接答を出す、悪い習慣が生まれた。

複合症状のひとつが、「待つ、考える」という立ち止まって考えることができなくなってきている症状です。

良いのか?→悪いのか? 指先一本で操作することで中間の時点で「待つ、考える」を無くした子供たちは、直接行動をとってしまう。

そのために、すぐ「自殺」に走ってしまうのです。

子供がいる今、スキンシップ「ハグ」をして毎日愛を伝えて下さい

機械文明が今、最大の危機を生み出している「自殺」から若者たちを救う対策は

①機器と向き合う時間を減らすことにある。「一日四五分〜六〇分」までの使用とする。そのことを家庭内注意としてやって下さい。

②唯一中間時点を作れるのが家庭内の会話の量、体験学習、そして抱きしめるハグ、スキンシップです。この三つを同時に育てること、その量、時間を増やすことが、未来を見直す教育方法となるでしょう。

③子供、小、中・高校生たちが悩む時、その悩みを吐き出せる親子の距離を近くすることが第一です。

親子で悩みを解決しようと話し合う時間は、一生の絆になります。

自殺ゼロを目標にしていくべきです。


「もしも」自分の子供が自殺したなら！　残された人たちがうつ病にかかってしまう。

子供を失った悲しみは、はかり知れない。

心の痛みが毎日続く。もちろん夜も睡眠がとれない状況になる。

どんなに強く見える大人でも、うつ病になる。

「なぜ、子供は死んだのだろう」

「なぜ、助けてやれなかったのだろう」

毎日が心の苦しみの地獄です。

子供を亡くしたら、誰でも辛さを通り越して、気が狂ってしまう。

一度失った命は元には戻らないのです。

自分勝手な「忙しいから子供と遊ぶ時間が無い」「子供の教育費のため、自分は、私は働いている」という言い訳は、子供が元気だから言えることです。

一度失った命は、元には帰ってきません。
言い訳も通らない苦しい時間が、永遠に続く。
もう一度言わせてもらいます。
子供がいる今、「スキンシップ」「ハグ」をして毎日、愛を伝えて下さい。

10章

心を強くするために

自分の中に眠る遺伝子の能力を活用すると自信がつく

中学生、高校生で、精神の病にかかると、次に、人と人と向き合う恐怖から、さらなる心の病を出してくる。

再発防止策として、自分の中に眠る能力を活用することで自信がつきます。自分の中に眠る遺伝子の力がある。例えば、誰よりも速く走れる。誰よりも、上手に歌が歌える。誰よりも、上手に料理ができる。誰よりも、海洋生物について知っている等々。

優れた力をひとつ探し、伸ばしていく能力をみがくには、「読む、書く」という方法が必要です。

自分の能力を伸ばすことと、平行して学業を学んでいくきっかけを見つける。

思春期に自信をつけると、一生そのことをやりとげられる。夢中になることがあると、先と周りを見る力がついてきます。

未来の目標ができることで、青春時代に「親を殴る、蹴《け》る」の家庭内暴力はなくなる。反抗期を上手に乗り越えられます。

その反対に、人よりもできない「コンプレックス」にもっとひけ目のイラ立ちが溜まりに溜まって、殴る、蹴るの暴力を呼び込み、事件に発展してしまう。

青春時代は、悩むことがたくさん発生する時です。

家庭内で、会話が多い子供たちには、悩みを解決できる強さがある。

一時的に学校を休みがちになったとしても、自分に何ができるのかということと向き合える子供は、不登校には、終わりを告げられます。

できないと思っていることを、できるようにすると精神面が強くなる

精神面を強くするには！　できないと思っていることを、できるようにして、自信をつけていくと、弱さは克服できます。

それには、自分の中で眠る遺伝子の力を借りると良い。

遺伝子の力といっても、分かりにくい人もいると思う。

例えば、いきなりアラビア語で書かれた文字を見て、日本の多くの人はとまどうと思う。

しかし難しい漢字が出てきても、とまどうことなく、何て読むのだろうと思い、人に聞く。そのとまどいがないということは、自分の中で祖先の人が、漢字を見てきている記憶がある。遺伝子の中で眠り続けている証拠《しょうこ》と言えます。

「アラビア語は、上達できない気がするが、難しい漢字ならば、ひとつ、ひと

つ覚えていく気になる」

大切なのは子供が生きるための仕事ができること

誰にもできない自分の世界を築くのに、頼りになるのが、「遺伝子の記憶」なのです。

自信をつけた人は、夢を抱くことに夢中で、努力することができる。親が悩む反抗期も軽く、不良の仲間に入らずに済みます。

親が老いた時に、子供が優しく接してくれるには、子供が生きるための仕事ができることが大切です。

そのことで争いは少なくなります。

その反対に、子供が生きていくための収入がないと、親を頼りにしたり、闇サイトに手を染めたりするのです。
口頭の注意だけでなく、自信をつけさせる見守り方をしましょう。

自分の心と脳と体は未来へ続く宝の山

自信がつくたびに、人生の目標と夢が育ち始めます。
人を思う優しさも同時に育てて欲しい。
学校や社会に出て、優しさがあれば、人に助けてもらえます。
人としての可愛いらしい性格であることが、とても大切です。
自分の能力は、一《いち》しかなくても、同僚や先輩、上司、恋人、友達に教えてもらえる。
そのため、能力がプラスに向かって成長していきます。

自分の中には、遺伝子の記憶が残っている。
「自分の心と脳と体」は未知へ続く宝の山が隠されています。
人と比較して、コンプレックスを持つことはありません。
自分に隠された能力の発掘をしましょう。
能力は無限に続く夢なのです。

11章

若者を犯罪者にしないために

親は毎日、命を守るためにどんな話をしようか考える人になって欲しい

便利社会が生み出した指先一本の検索。指先一本で欲しいものが買える。毎日の悪い習慣は、人の「忍耐力低下」と、立ち止まって考える「思考力低下」を招いてしまう。

子供が深夜まで起きてスマートフォンをいじっている。それは危険信号の「赤」なのです。

親も子供たちの前では、画面を見ないようにしましょう。

家庭内の会話量を増すには、親が毎日命を守るために、どんな話をしようか考える人になって欲しい。

命を守るための話を考えると、スマートフォンをのぞく時間がなくなる。

親は、子供のためと思ってやっているが、すべては、自分のためだったと、後になって分かる。

親が日々成長すると、子供は平行して成長する。

あえて、教育方法を難しく考える必要はない。

例えば、子供は母親と父親の下手な料理を見ている。子供は、下手だと知っている。

子供の方が上手にできる場面で親が「すごいね!!」と声を出して誉める。

子供に自信がつく体験こそが、最高の上達につながる。

親は、立派だと思わせようとする、その威厳が子と親の壁を作っています。

親は料理が下手でも良い。

下手を見せられる勇気を持つと良い！

子供は親との壁を無くして、心を話すようになる。

毎日のなにげない時間が大切。

その時間を持つ以上の幸せは他にはない。

知らない人の中でも、さりげなく人の輪に入れる子供を育てよう

今、指先一本で多くのことができる機械文明の中に生きている。

「感情の欠落が大きな問題」

大学までの高学歴を積んで就職した先で起こっているのが……感情表現のとまどい。

「人と、どう接して良いのか、分からない」

そのとまどい。仕事内容以外のことで会社へ行けなくなっている。

社員が沢山集まる所に入ると、吐き気を出す「気分障害」が増えている。

そんな症状を、社会人になってから出している。

それは、長年に渡るスマートフォン等の使いすぎからきている。


それはそうだ！

幼い頃から、機器類（テレビゲーム、ケイタイ電話、スマートフォン）が相手だったのだ。人と向き合う時間が少なかった。

人との駆けひきができなくなってしまった。

その結果、人酔い症状が出ている。


親子の楽しい不器用な料理体験で育っている子供たちは、知らない人の中でも、さりげなく人の輪に入れる。

転職率が少ない。

その反対に、人の輪に入れない人は、転職そしてまた、転職を繰り返すうち、自分がやりたいことが分からなくなってしまう。

そのあげく、職を失ってしまう。

生活に困る。
そこで闇サイトの「高収入の罠《わな》」にはまってしまう。

人に好かれる人間を目標にすると幸せになれる

若者たちの犯罪を減らすには、家庭内で楽しい生活をする。
その中で、常識を教えると共に、
「人に好かれる人間」を目標にすると幸せになれる。

分からなくなった時は、親の両親など昭和に生きた人たちと話をすると良い。

ケイタイ電話も、スマートフォンもない時代はどうだったのだろうか？
今よりも、待つ楽しみがすべてにあった。

●ラブレターの返事を待つ
返事待ちで、想像力の豊かさが育った。
●今度の給料を貰ったら洋食レストランへ行ってみたい
●お金を貯める忍耐があった。電気製品を買いたい夢があった

今からしてみれば、「馬鹿みたい」と思うかもしれませんが、買う楽しみを待つ数カ月間は、いつ買えるかという夢が強く存在していました。

人々は、自分の夢を、個人個人が持っていて、幸せ時間が流れていたのです。

スマートフォンがなくても幸せに暮らせるメンタル作りを

もちろん犯罪者は少なかった。
一般的には、街なか、電車などにはスリはいました。

でも今のように、人を殺してまで金銭を奪うことは少なかった。

人と人との情けがあった。

スマートフォン、機器類がなくても幸せに暮らせるメンタル作りが、今求められています。

皆で安心して暮らせる社会にしたいのです。

12章

誰の身にも危機が迫っている時代を生き抜く

自然災害の脅威について家族で話し合おう

晩秋だというのに、線状降水帯が発生して死者が出ています。

温暖化は止まりません。

今までは、台風を警戒していましたが、いつ発生するか分からない竜巻と線状降水帯と雷。


自然災害の脅威について、家族で話し合い、身の危険度が高まっていることを知らせて欲しい。

毎年温暖化が引き起こすと思われる災害で死者が出ている。

来年の夏も大きな災害が起こる恐れがあります。

子供たちも、大人たちも、夏休みの「キャンプ、登山、海水浴、魚釣り、サーフィン」等に、今まで通りの気持ちで参加しないで下さい。

休み前から天気予報の確認を何度もして欲しいのです。

雨が降ってきたら、キャンプを中止する勇気を持ちましょう。

例えば、ビールを飲んで、ランチを食べていたとする。雨がポツポツ降ってても危機感はまったくないでしょう！

だが違います。

ポツポツ雨が降ってきたら、上流は大雨になっていることが多い。警戒心を常にもって欲しいのです。

キャンプを止めて逃げるのに一五分間しかありません。河川の水が濁《にご》った時は、鉄砲水になって上流から大量の水が押し寄せてきます。逃げる時間は二分を切ります!!

今頃の雨は昔の雨とは違う！

日本は平和な国だから、多くの外国人観光客が訪れています。私たち日本人も平和だと思ってしまいます。

その勘違いが事故につながってしまうのです！

線状降水帯が発生したニュースが流れた所にいる人たちは、避難所に向かう時には「一五分しかない」と思った方が良い。三〇分もすれば、道路に水が溢《あふ》れ、足を取られる危険があります。

線状降水帯が発生して、車が流されて、亡くなる人が出ます。

なぜ、大雨が降ると言っているのに、出かけるのか？　と思いますが、「今頃の雨は昔とは違う」という認識がまだ行きわたっていないのです。そのため高齢者の方が犠牲《ぎせい》になりつつあるのです。

最近の雨、線状降水帯は、あっと言う間に、状況を変えます。逃げる時間は「一五分間」がやっとかも知れません。

避難所へ持って行く荷物は、玄関先に置くべきです。

荷物の中に、持病の薬、カイロ、水、チョコレート、新聞紙を入れて下さい。

余裕の時間がある人は下着も入れましょう。

突然訪れる災害心身症！

突然、家屋《かおく》が流された。

思い出が詰まった家を流される。

心に強い衝撃が走る。

体の震えが止まらない。

●突然訪れる「急性災害心身症」を発生する人も多い。
●体温が急速に低下してしまう症状が出る人もいる。
●災害に出合った時は、体温を三六度に保つことに気をつけましょう。

低体温症になっていくことにより、昏睡状態になりやすく、眠気が強くさしてきます。

眠ったまま、命を落とす危険があります。
●急速に強い眠りに襲われた時は、ほっぺたを手で叩き、探せるならば、毛布や衣類を引き寄せて身にまとって下さい。
●大きな声で歌を唄う。声を出して助けを求めたり金属製の物をガンガン叩いて音をたてる！
●低体温で体がブルブル震えたら、もしあれば「チョコレート」などで血糖値を上げて欲しい。「あめ」を口にするだけでも、血糖値が一時的に上がり、心が冷静になれるのです。

●一度に強い恐怖を味わうと、一週間以上涙が止まらない心身症の症状が出てきます。
●家屋を失うような心の傷は想像以上に傷が深い。
そこで心身症が発生してしまう。
財産ロス、家族ロス、ペットロス。災害が起こると、必ず心身症が発生します。
●特に愛した家、愛した家族、愛したペットなど愛情に関連した「心身症」については、日時が過ぎても治しづらい。
壊れた心を埋めていける存在ができてくれれば、少しではあるが、回復に向かいます。

愛情をかけたものを失うことは、何年経っても心のすみに残り、完治できないことがあります。

災害心身症はパニック症候群を発生させる

災害心身症にかかってしまうと、心の怯《おび》えが時が流れても突然起こる「パニック症候群」を発生させることがあります。

例えば、災害の時と同じ騒音を聞いた時などです。

●ホームに入って来る電車の音が災害の時の音だったりすると、記憶の奥に残る恐怖を呼び起こすパニック症候群で表れます。

●その人にとって、恐怖の臭い、泥水の臭いでパニック症候群になる人もいる。

●山肌がむき出しになっている風景を目にした時に、突き上げる吐気で、症状が出たりします。

災害を体験なさった方は、しばらくは独り旅は控えましょう。他の所へ移り住む時は、家族や知人に、移住場所までついて行って欲しいのです。

災害心身症は、あまり報道がなされていませんが、多くの方たちが、知らないで、症状を出すと考えられます。

一度味わった恐怖は、記憶として一生残ってしまいます。その恐怖が！
聴覚↓音。騒音だったり
嗅覚↓泥水の匂《にお》いだったり
視覚↓山肌のむき出しの風景だったり
恐怖体験と同じ情景で記憶を甦《よみがえ》らせて、パニック症候群を引き起こすことになります。

時がかなり過ぎ去って起こる、心の病です。

報道が少ないだけに、個々が気をつけて欲しいのです。

パニック症状を知っておこう

もしパニック症候群が、ある日、駅などで起こったら人が歩かないホームの隅で、少し休んで下さい。

一緒にいる人がいれば、静かな場所で二五分から三〇分間休んで下さい。

もし救急車が来ても、話すことができません。

手当てのしようがありません。

まず救急車を呼ぶ前に、静かな所でゆっくり背中を上下にさすってあげる。

三分ぐらいで過呼吸はおさまり、七分で口をきけるようになります。

一五分後、症状は静かになり二五分で歩けるようになります。

つきそう人は焦らないで大丈夫

パニックを起こした人が過呼吸を発生した場合、口を大きく開け、息苦しいしぐさをします。それを見てつきそう人が焦《あせ》ってしまいますが、焦らなくても大丈夫です。

冷静に背中をさすって下さい。

水があれば、ほんの少し口に入れてあげましょう。

口をしめらす程度で良い。

しばらくすると、息苦しさが一五分〜二〇分で静かになってきます。

やたら吐きそうなしぐさをしますが、嘔吐はありません。

背中をゆっくりさすって、ゆっくり深呼吸をすると落ちついてきます。

つきそっている人は、焦らないで、寄りそうだけで本人の安心が得られます。

温暖化による災害で、恐怖体験をなさった方々は、時を越えて、思いがけない所で、症状がでることもあります。

例えば、結婚式場で人が集まっていると、その集団が避難生活の苦しさの記憶を甦《よみが》えらせる。そのことで、パニック症状が発生することもあります。

注意として、精神異常が起こっている訳ではないので安心して下さい。

災害うつ病は明日からの生活の悩みで自律神経が直撃される

野菜、果実を栽培している農業を営む方たちは、ストレスを感じないような空気がきれいな環境にいます。

そのため自分がうつ病にかかると思っていない方たちが多いかと思われます。

しかし温暖化が進む中で、竜巻、大雨、高温が続く。

●果実が地面に落ちるという被害
●竜巻、台風でビニールハウスが飛ばされる被害
●大雨により、野菜の根が腐る被害
●高温続きで、トマト、キュウリ、ナスに異変が起こる被害
●台風による稲の被害
　↓
●収入が激減する！
●生活に直接影響が出る！
　↓
●どうやって災害の再生を図《はか》るか悩む
●金銭のやり繰りに悩む
災害うつ病は、明日からの生活の悩みと金銭のやりくりでの悩みによって、自律神経を直撃するのです。

生命を維持している「自律神経」が直撃される。

そのため睡眠が取れなくなる。

床に入っても、すぐ起きてしまい悩む！　そうしたことの繰り返しが起こる。

「うつ病」が発生しています。

人が金銭面の苦労を抱える。

一週間以内に金銭の目処がつかなければ、悩んで眠れなくなる。その症状がうつ病の入口です。


災害が起こったら大変であっても「食べる、眠る」ことを重要視して下さい。

眠れない日々が二日間続いたら、専門医を受診してみて下さい。

「災害うつ病」は、金銭面の悩みですが、それゆえに、根が深いのです。

ヤル気がなくなります。

人生設計をして再生する目処が立たない。〝生活難〟に襲われる。そして突然とも言える「突発的自殺」につながることがあります。

災害が起こった時は

●食べる↓体温の維持

●眠る↓疲れ回復

この二つを優先させて、先々のことは落ちつくまで考えないようにする。

命あって明日がある。命あって幸せを求めていける。

災害があって大変な時に、金銭のことは落ちつくまで考えないで欲しい。

心も体も痛んでいる時に、金銭のことを考えると、うつ病をたぐり寄せることになってしまいます。

考えておかないといけないない自然災害。

例えば、新しく家を建てました。支払いを残したまま地震や竜巻で、そして大雨による災害で壊れた家。借金だけが残される。

誰だって、途方に暮れます。

「災害うつ病」は誰の身の上にも起こることです。

昭和の時代には考えられない大雨！

「線状降水帯」という気象用語は耳にしなかった。高齢者さんや昭和の方たちには、大雨の危機感がないため大雨でも車を使って出かける。突然、道路が「二分間」で川になる。「二分間でドアが開かない！」命を落とす。

そんなことで、命を落とすことがあってはならない。何度もくり返して言っておきたいのです。

三日以上睡眠がとれない症状が出たら、専門医を受診していただきたい。薬をもらって体と心を休めましょう。

災害うつ病の治し方

●顔見知りの方たちと、雑談をして、声を出してストレスを発散していただきたい。
人と人とが抱き合い「ハグ」を二〇秒することで、心が安心する。
脳から分泌される幸せホルモンがあります。特に女性の方は強くホルモンが出ます。

●人と話をすることによって、心が整理される。
少しずつ前を向けるようになる。

●災害状況の申請をしてから金銭対策をすることで再生する道が見えてくる。
先が見えてくると「うつ病」は完治に向かっていきます。

●災害にあう前の状況を、ひとつでも増す。そのことで、心の励みが出てくる。

●大変であっても、体が温まる食事をして下さい。
「うどん、みそ汁、白米……」だけでも口にするように。

食べないでうずくまると、体が衰弱してしまいます。

「うつ病だけでなく、他の病気になりやすくなる」

例えば、風邪をひき肺炎になる恐れが出る。
●体を動かす、運動を心がけ、睡眠がとれる状態を作って下さい。
●睡眠をとるために、太陽に「二〇分程度」当たる。
散歩や片づけをして下さい。睡眠をとれるかどうかは、毎日の太陽光線と関
係しているので、日向で雑談も良い。
●眠れない日が続くと、危険度が増してきます。
専門医を受診して薬をもらって下さい。

複合症状が出たら太陽光線を浴びて背中をさすり合おう

災害うつ病と心身症の複合症状が出るおそれがあります。
複合症状とは、
●日替わりで症状が異なる特徴がある。
その理由は、自律神経が災害の衝撃により乱れていることにより、さまざまな症状を発生させる。
●不眠→床に着くが眠れない。
●動悸→突然、胸がドキドキしてくる。
●めまい→トイレに立つ、台所に水を取りにいく、頭がくらくらして目が回ってくる。
●強い肩と腰の重だるさ、張りつめた感じがする。
動くのが辛い、うっとうしい。

●頭痛と耳鳴り↓頭がズキズキ痛く、耳鳴りもする。

日替りで起こる症状が出たら、早目に専門医を受診することで楽になれます。医師の注意を守った上で、毎日朝の太陽を一五分程度浴びて下さい。

●太陽光線を浴びると、体内のビタミンがビタミンDに変わり、睡眠を促《うなが》す役割を果たしてくれる。

そしてクル病の予防になります。

症状の出方が、複雑だと、「どうしたんだろう!」と思ってしまいます。

災害で心と体に衝撃を受けてしまうと、目では見えない大変なことが体の中で起こっています。

●避難所に知り合いがいたら、小さな輪を作って下さい。

●背中を中心に上下にさする。

●人と人とが抱き合うハグ(二〇秒程度)をした時に、幸せホルモンが出ます。

人が人の背中をさすると同じ効果が出ます。

背中を中心に上下にさすることによって、人は「助かって良かった」とホッとできる。

うつ病対策に効果があります。

13章

環境変化に負けずに元気に生きる

移動は自分に合った環境であれば能力がアップするが……

インターネットにより、遠い外国も隣り村のように、身近に感じてきていま
す。

人は幸せを求めて、大移動をするようになってきています。

例えば!

●能力を今以上に出すための留学
●能力を認められて強いチームに入る
●子育てが楽な県に移住する
●部署の移動が決まる

県外や、外国を含め移動することにより環境が変わってしまいます。

今までよりも、のびのびできる自分に合った環境であれば、能力がアップし

ます。

しかし、今までとは異なる上司の下で、働くことになった。

部署移動により新しい上司とうまくつき合えるのか、と心配する。

●親の仕事で、他の府県または外国に移住する。

●親が環境の変化により「うつ病」になることがあります。

●子供の方も学校に行きたがらない「うつ病」になることがあります。

誰も行った先で「うつ病」になるとは、計算していませんでした。

子供も親もこんな症状が出てきたら

それはどんな症状で出るのでしょうか！

●転校前は、普通に七〇点～九〇点を取れていたのに。

成績が急に下がるという症状が出やすい。

●そして、学校に行きたがらない。友達を見つけようとしない。

●大人の場合は部署変更や転勤後から朝起きが辛くなるという症状が出ます。なったばかりの部署の同僚がランチを誘ってくるが行きたがらない。

●「仕事が残っているから、ランチに行けない！」と誘いを断わる。時を遅らせ、ひとりで公園に居る。

きのうは寝つくことができなかった。

公園のベンチでいねむりしてしまった。

起きると夕方になっていた。

度重《たびかさ》なる失敗が起こるが、言い訳しにくい失敗で悩む。まさか！「大人が公園で寝てしまった」とは言いがたい。

●大人も子供も「ボゥ～」とした症状が出てくる。

元気がなく、人と接したり、しゃべったりをしたがらなくなる。

夜、眠れない、寝つけない→深夜まで起きている→スマートフォンを覗いている→朝、眠気が残る→当然床から出られない→遅刻が度重《たびかさ》なる

言い訳しにくい問題が起こる、計算違いが起こる

会社勤務であれば、退社させられることもある。

環境変化によって発生する「うつ病」は、言い訳しにくい症状が出ます。例えば、朝起きれなかった、朝、服を着ることができなかった、など、言い訳しにくい問題が起こります。

特に気をつけていただきたい人たちがいます。

高い契約金をもらう。そういう立場にあるスポーツ選手や、ＩＴ企業で働く

人たちが、能力を発揮できなくなる。

環境変化による「うつ病」にかかってしまい、契約解除になることも起こる。

計算違いが起こるのです。


世界の二カ所で戦争が起こっていることで、世の中が不況になっています。

何とかしようと思う企業では、これまで以上の転勤促進対策が始まります。

誰でも転勤や転職が頻繁になると考えられ、環境変化による「うつ病」は、今までの数倍になると予測されるのです。

眠れない症状が出たら受診どき

環境が変化すると緊張が始まる。

場所に慣れようとする重圧がかかる。新しい友達、同僚、上司に気を遣う連続で、体を守っている自律神経を乱してしまう。
乱れた自律神経は、興奮状態になってしまう!!

●床に入っても、眠ることができない。
●睡眠がとれない日々が三日以上続く→うつ症状が発生する。
●深い睡眠をとることで、昨日の疲労で傷んだ細胞が修復されるのに睡眠が十分とれていないと、脳に悪い影響を与えることになる。「頭がボウ～」としてくる。
●以前のような元気はなくなる。能力低下が現れる。
移動先で眠れない症状が出る。
体のダルさを抱えている環境変化によって、「うつ病」が発生する可能性が高くなってくる。

専門医へ受診し時《どき》と考えて下さい。

早期発見での治療は、通院で治るので、休職しないで済みます。収入が確保できます。

高齢者の環境変化によるうつ病は認知症に進みやすい

高齢者は、転職もほとんどなく、「環境変化によるうつ病」は無縁と思えますが、そうではありません。

六五歳→七五歳での定年退職の境目が、大きな環境変化に当たります。

例えば

●朝六時にきちんと朝食をとっていたが、適当な食事をとるようになってしまいます。

●電車に乗らないので、時間を気にしなくて良くなります。

●会社に行かないので、挨拶も、雑談も減る。会話不足が起こってしまい、脳の働きが低下します。

●生活リズム、生活環境が変わることで、老人性うつ病が発生し、その先に認知症が待ち受けています。

家族と共に移住先に、一緒に移った高齢の人は、「老人性うつ病」を発生させてしまいます。

老人性うつ病は、時を待つことなく、定年退職した後、半年、一年で「アルツハイマー認知症」を発生させてしまいます。

退職後はお金があっても働いて頭を使いましょう

「認知症」を防ぐ対策として

●定年退職した後、自分のできる範囲の仕事、ボランティアなどを見つけて欲しい。

例えば

●幼稚園の見守りの仕事

●退職前にやってみたかった趣味

●毎日、頭を使うことをする、安い食材を探す、歩く量を増やす（一日三〇〇〇歩から徐々に七〇〇〇歩へ）トイレットペーパー、シャンプー、みそ、しょうゆ、生活用品の足りないものをチェックして補給する

「認知症予防対策」は買物の計算をすると良い。

定年退職し、お金もそこそこある。生活するには困らない。「急いで、次の仕事を見つけなくても良い」と思うことが認知症発症のリスクが高まる時です。

くり返し、注意点としてお話しします。

(1)会社へ行かなくなると、自分自身に環境変化が起きます。
(2)頭を使って次の仕事（パート勤務とか）をしなくなると、時計を見て速く駅へ歩くことがなくなる。運動不足となり、次の段取りを考えなくなります。
(3)今まで使っていた頭と体を使う量が減る。まず会話量が減る。感情面で笑うことが減ります。
(4)睡眠が深くとれなくなる。そこで昼寝をする。深夜まで起きている。体内時計が乱れてきます。体内時計が乱れると、昼間「ボゥ～」としている感じになる。全くヤル気がなくなります。部屋のゴミひとつ拾うことをしなくなります。

(5)うつ的気分で、暮らしにおいて「風呂にも入りたがらない」「ヒゲも剃《そ》らない」
あっという間に汚い身なりになります。
(6)横着な性格の人だと、半年から一年で、汚い身なりになる。人と人との交流
がなくなり、孤独になってしまいます。
(7)老人性うつ病が表われ始めると、認知症がすぐ隣りに待っているのです。

退職後は、お金があっても、働いて頭を使いましょう!!
大切なこととして!
●身なりをきれいにする。
●友達がいるサークルで「話す、笑う、歩く」。
これらに重点を置いて、午前中と午後の活動を決める。
●一日の予定を決めて、体内時計を正しく働かせて下さい。
横着と面倒臭がりをやめましょう。
友達がいなくても、楽しい時は作っていけます。

例えば、家庭菜園を始める。すると自然に、しゃべる量が増える。ナスやトマトは成長が早い。「そうだなぁ～、トマトは成長が早い」「昨日まで二葉だったのに、今日はこんなに大きくなった!!」としゃべる。明日は、どこまで伸びるのだろう、風で倒れないように「添え木やひも」を用意しよう。

ショッピングセンターの中は広く、「添え木やひも」を売っている場所まで遠い。

ショッピングセンターへ行くと、風呂場に使う椅子もある。そうだ、次の時買おう！

家庭菜園を始めたことで、独りで楽しめる時間ができた。

楽しい時間の中では、独りしゃべりをしていることがあります。

「明日は何をしよう」「明日また来よう」

次の行う予定が決まることで、認知症予防になります。

介護する人が、必ずいるとは限りません。

認知症予防は、楽しく毎日が過ごせる予定があるか、ないかで決まります。


――＊――＊――＊――＊――


数年前に、普通のマーケットの店先でミニトマトの苗木を三〇〇円で買いました。隣りの一〇〇円ショップで、菜園用の土を二袋買いました。ミニトマトは、あれよ！あれよ！といううちに伸びる。バルコニーの柵をのり越えて、一m八〇㎝になりました。

添え木もしました。

食べ切れないほど次から次へと赤色になっていきました。

テレビが台風が来ると言っている。他人に迷惑になるので、低い所で切った。そうしたら、忘れた頃に、しっかり再び成長して花をつけたのです。

ミニトマトの苗木は、生命力がすごく強いと知りました。

食事でトマトサラダをとると、血圧が低下し、コレステロール値が下がる。
多くの病気の予防の食材でした。

家族を連れて海外へ移住したすし職人

すし専門学校を卒業した生徒さんは、外国で働くことを目指す人が多い。
三〇代～四〇代の方です。
家族を連れて外国へ移住する人も多くなっています。
すし職人としては、アメリカ、オーストラリアが多いらしい。
夢を抱いて行くことは、とても良いことです。
ただ、そこで待ち受けるのが、「環境悪化によるうつ病」です。
なぜ、そんな病気が起こるのでしょう？

見るもの全てが新しく珍しい。
人の体は新しい生活に馴れようとする。
すると、自律神経が過剰に刺激される。
そこで、緊張続きで、過剰ともいえるホルモンが、血液中に流れてしまう。
興奮状態を作ってしまうことで、眠れなくなる。うつ病発生が起こってきます。
妻や子供を連れての移住と転勤は、家族全員に環境変化によるうつ病が考えられます。

家族全員が環境変化によるうつ病に

家族の変化は次のように起きます。
①子供ならば成績が落ちる

②学校に行きたがらなくなる
③食欲がなくなる。家族との会話が少なくなる
④部屋から外へ出たがらない
⑤友達が誘ってきても遊びたがらない
　友達に嫌われたくないので、遊びに行くがすぐ帰って来る。
⑥深夜まで起きている

　はしゃがなくなった子供を見て、親は子供が大人になったと勘違いをすることもあります。

　病気かどうかの見分け方として①〜⑥が一つでもあてはまる時は、「環境変化によるうつ病」と思って下さい。

悲しいことが起こる前に、早期発見を

早期発見が望ましい。

早期発見、早期治療して欲しい。

環境変化によるうつ病は、死に至ることがあるのです。

夢を膨《ふく》らませて来た新天地が、期待とは異なっている時に、失望感の裏返しがくる。

「もう駄目だ」という強い思いが、うつ病の特徴である「死んで楽になりたい」という気持ちになってしまう。

すなわち自殺である。

悲しいことが起こる前に早期発見が望ましいのです。

外国であっても、治療に踏み切る勇気を持ちましょう。

●専門医の治療を受ける。
●スマートフォン、インターネット機器の使用を控える。
●軽い運動を、朝、昼、晩「二五分間ずつ三回行う」
●床につく前「二時間前から、楽しくなる本を読む」
頭をリラックスする状態を作りましょう。
●ベッドの周りを薄暗くて、リラックスできるパジャマに着替える。
●リラックスできる枕選びと、好きな香りを選びましょう。

知っておきたい注意点として！

●人は、だいたい二三℃が深い睡眠に入れる気温です。部屋の気温二三℃の時「脳は一度高い」とされます。個人差によって二二℃が良い人もいます。
●薄暗い部屋にして休まないと、目から明かりが入る。「夢を見やすくなります」
●暗さで睡眠が浅いか深いかが決まります。それなのに、スマートフォンなどの画面を覗くことは、脳が緊張状態になっています。浅い睡眠で夢を見やすくなると、疲れが取れません。

●学校、会社が休日であっても、決まった時間に起きましょう。爽快感を味わえることが回復に向かえる目安の一歩です。

●食事は、野菜（ビタミン）、魚（タンパク質）、海草類（ミネラル）をとりましょう。

野菜類の選び方は紫色（ブルーベリー、紫芋《いも》、紫玉ネギ）、パプリカ、ピーマン、ニンジン等、色が濃い物を選びましょう。

魚は、アジ、イワシなど背中が青色のものが、コレステロールを下げる。そして小魚を大根おろしで食べる。血液の流れが良くなると、体が軽くなった感じがする。

●うつ病の方によって、爽快感が味わえるということが、回復に向かえる目安

爽快感を感じるようになる。

の一歩になる。

従って、朝の散歩も、そのひとつとなる。
●「うつ病」の薬は、主治医が飲まなくて良いと言うまで、飲み続けましょう。
●片寄らない食生活を
悪い例として、同じラーメン、ギョウザ、白米など炭水化物だけの片寄りは、肥満ぎみになります。体が重く感じるようになり、「うつ病」を重症化させてしまう。そういう恐れがあります。

「うつ病」患者さんは、特にバランスが取れた食事をしていただきたい。

毎日深い睡眠が取れていくと、完治に向かっていけるのです。

環境変化によるうつ病が発生する状況はどんな時か?

1．入学式のあと

2. 留学先で
3. 転勤後、転校後
4. 移住先
5. スポーツ選手の移籍《いせき》後
6. 社内での部署替え後
7. 災害避難先にて

馴《な》れた所から、別の所に住むことになると、警戒心が強く働くことで、脳に重圧をかけてしまう。
同時に、新しい所に馴れようとするため「交感神経」と「副交感神経」の働きが、バランスを崩すことになります。

次に、自律神経を刺激してしまう。
そこで、不安から徐々に眠れなくなる。

体が重く感じる。何もしたくない気分の「うつ病」が発生してくるメカニズム（経路）ができる。

環境変化によるうつ病は、自分がうつ病にかかっていることを知らずに命を落とすこともある危険な心の病気です。

環境変化は体調を崩すこともある

人の体は、自分が思っている以上に、繊細にできていて、少しの変化でも、「異変」をとらえてしまいます。

①普通に食事をする。

②普通に歩き、目的地に行く。

③普通にしゃべる、笑う。

④普通に眠れる

人の繊細な神経に重圧がかかることにより、①②③④ができなくなる。

うつ病が始まると

①食欲がなくなる。

②生きる目的を失う。

③しゃべることも、笑うことも少なくなる。

④眠れなくなる。

⬅

そこで、次に体調が崩れてしまう。

①気分的に落ちこみ、ヤル気がなくなる。

②頭痛やめまい、耳鳴り、下痢などが起こる。

③人と会うのが嫌いになる。

④起きて、学校や会社へ行こうと思うが、起きられない。

自分の心が落ちつく居場所作りをしよう

メンタル（精神力）の強さにもよりますが

●転校や転勤そして留学をした日から二週間は、荷物を片づけたり、学校や会社の周辺を探索する。食品を購入する場所を調べる。生活するための検索をするのに、約二週間程度は、忙しく動き回っている。

約三週目から異変が起こりやすい。

●馴れない環境変化で、体力が落ち、免疫力が落ちた時に、風邪をひきやすくなる。

弱気になってしまい、駄目かもしれないと、うつ気分が襲《おそ》いかかる。

●風邪症状が長びくことで、うつ気分になる。

そんな時に、最もうつ病を発生しやすくなります。

体と心の不調の治し方は

①自分の不安や不満を話せる「両親、友達、恋人がいる」ことで救われたりします。

②移転先の部屋を、移動する前に住んでいた室内の雰囲気に近づけて下さい。自分の居場所作りをしましょう。

③以前食べていた美味しいものを自分で作ってみる。自分と向き合う時間のなかで、友達に手紙を書くことで、心が整理できる面がある。「明日頑張ってみよう」と思う気持ちになれたりします。

④男性でも、女性でも、子供さんでも、部屋に花を一輪飾る気持ちに、目を向

けてみて下さい。

ペットを飼《か》える状況になくても、植物には、生命体が宿っていて、淋しい心を慰《なぐ》さめてくれる力があります。

その昔、花には、花の妖精が宿っていて、人の心に話しかけるとされていました。それで病院のお見舞いに使われたりするのです。

弱った心を元気にさせる力があります。
⑥環境変化によるうつ病を発生させた時は、深い睡眠が取れるように、専門医に相談して下さい。
それと同時に、自分の心が落ちつく、居心地の良い部屋作りをしてみましょう。

日常生活を通して、ほっとする居場所がひとつふたつと増えることによって、この先の目的が見えてくる。

精神的な安定がはかれることで、不安が解消されていきます。

今まで起こっていた自律神経の乱れが治り、体と心の不調が改善されてくるのです。


注意：環境変化によるうつ病は、自分がうつ病にかかっていることを知らないで、命を落とす危険な心の病です。

例えば、部署変更があり、新しい上司に無理難題を言われる。

「イジメ」によって眠れなくなってしまい「もう駄目だ」と思う。自殺につながってくる怖い心の病です。

あとがき

若者たちの危機とは何だろう。

スマートフォン時代が生み出した「無期懲役《ちょうえき》判決11月8日決定、残酷な強盗殺人事件」。スマホの操作のための指先一本で欲望を満たすような若者たちの登場は、たちが悪すぎる。


人の脳は、小学生から中学生の時期に大人の脳と同じ重量に成長していく。

その時期に「人を思いやる精神」と「人に迷惑をかけない常識感」が身につく。すなわち「人間形成」ができる時期である。

しかし今、人間形成が欠落した若者が生まれている。

人間形成が欠落していれば、「性的犯罪」を起こしたり、「パワハラ」で人を傷つけるなどの問題発生につながってしまう。

指先一本の便利さに馴れることで、努力する忍耐が薄れてしまう。
それによって、人の基本である「生きる自信」を欠落させる。
欲望だけを満たそうとして「直接行動」に出てしまう。

新たな家庭教育の見直しが求められる。
優《やさ》しい人間を育てていく重要性がある。
今は、たいした能力は、表に現れていないが、優しい人間に育っていれば、
周りが助けてくれる。それが能力開花に繋《つな》がっている。
いつか親が老人になった時、仲良く暮らせる未来がある。
考え方次第で幸せは、努力してつかめる。

皆様お元気で暮らして下さい。

浅川雅晴

子供の心が折れる前に親に読んでもらいたい本

著　者　浅川雅晴
発行者　真船壮介
発行所　KK ロングセラーズ
東京都新宿区高田馬場4-4-18　〒169-0075
電話（03）5937-6803（代）　振替 00120-7-145737
http//www.kklong.co.jp

印刷・製本　中央精版印刷（株）
落丁・乱丁はお取り替えいたします。※定価と発行日はカバーに表示してあります。
ISBN978-4-8454-5199-9 Printed In Japan 2025